Kohlhammer

Der Autor

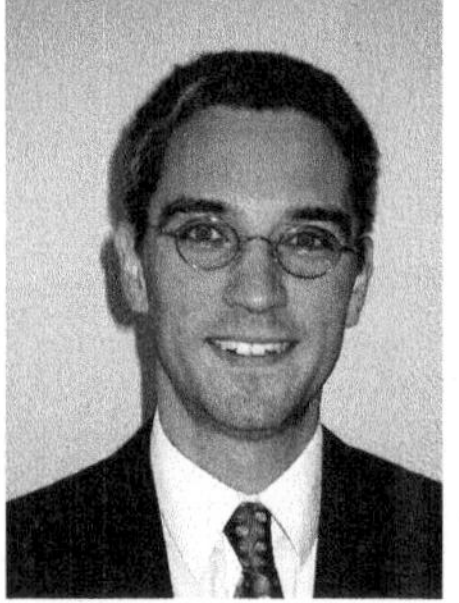

Prof. Dr. Thomas Kolb (Jahrgang 1966) ist Professor für Allgemeine Betriebswirtschaftslehre, insbesondere Gesundheitsmanagement und Rechnungswesen, im Studiengang Gesundheitsökonomie am Fachbereich Wiesbaden Business School der Hochschule RheinMain. Seine Schwerpunkte liegen in den Grundlagen der Gesundheitsökonomie, der Erbringung und Abrechnung ambulanter Leistungen, der Krankenhausfinanzierung und Krankenhausplanung und im internen und externen Rechnungswesen der Gesundheitsbetriebe.

Thomas Kolb

Controlling in Gesundheitsbetrieben

Grundwissen für Studium und Praxis

Verlag W. Kohlhammer

1. Auflage 2020

Gesamtherstellung: W. Kohlhammer GmbH, Stuttgart

Print:
ISBN 978-3-17-037314-3

E-Book-Formate:
pdf: ISBN 978-3-17-037315-0
epub: ISBN 978-3-17-037316-7
mobi: ISBN 978-3-17-037317-4

Inhalt

Die Übungsaufgaben, Single-Choice-Fragen und Lösungen stehen als kostenfreier Download[1] unter https://dl.kohlhammer.de/978-3-17-037314-3 zur Verfügung.

1 Wichtiger urheberrechtlicher Hinweis: Alle zusätzlichen Materialien, die im Download-Bereich zur Verfügung gestellt werden, sind urheberrechtlich geschützt. Ihre Verwendung ist nur zum persönlichen und nichtgewerblichen Gebrauch erlaubt. Jede Verwendung außerhalb der engen Grenzen des Urheberrechts ist ohne Zustimmung des Verlags unzulässig und strafbar. Das gilt insbesondere für Vervielfältigungen, Übersetzungen, Mikroverfilmungen und für die Einspeicherung und Verarbeitung in elektronischen Systemen.

Vorbemerkung

Mit dem nun erscheinenden Band »Controlling im Gesundheitswesen« wird die »Reihe« zum Grundwissen Betriebswirtschaft im Gesundheitsbetrieb fortgesetzt. Wie das schon im Juli 2018 im Kohlhammer Verlag erschienene Werk »Grundwissen Buchführung, Jahresabschluss, Kosten- und Leistungsrechnung« orientiert sich auch dieses primär an den curricularen Bedürfnissen meiner Studierenden.

Auch hier wird es daher dem sachkundigen Leser mit Sicherheit nicht entgehen, dass Inhalt und Tiefe der Ausführungen an manchen Stellen stark grundlagenorientiert erfolgen. Einige Sachverhalte werden lediglich angesprochen, andere werden überhaupt nicht thematisiert. Dem geneigten Leser soll ein Überblick – in diesem Fall über die Grundlagen des Controllings – vermittelt und dieser zu weiterem Literaturstudium ermutigt werden.

Anfängern der Thematik sei hierfür erneut ein Sprichwort mit auf den Weg gegeben:

> *»Der höchste Lohn für unsere Bemühungen ist nicht das, was wir dafür bekommen, sondern das, was wir dadurch werden.«* (John Ruskin, Kunstschriftsteller und Sozialreformer, Landschafts- und Architekturmaler, Zeichner, 1819–1900)

In diesem Sinne wünsche ich Ihnen viel Spaß beim WERDEN!

Abbildungs- und Tabellenverzeichnis

Abbildungsverzeichnis

Tabellenverzeichnis

Abkürzungsverzeichnis

AfA	Abschreibung für Abnutzung
BEP	Break-Even-Point
br	base-rate/Basisfallwert
BPflV	Bundespflegesatzverordnung
BT	Berechnungstag
CM	Case-Mix
CMI	Case-Mix-Index/durchschnittliches Kostengewicht
cw	cost-weight/Relativgewicht
DIH	Days Inventory Held
DKG-NT I	Nebenkostentarif Band I der Deutschen Krankenhausgesellschaft
DPO	Days Payables Outstanding
DSO	Days Sales Outstanding
db	Stückdeckungsbeitrag
DB	Gesamtdeckungsbeitrag
DRG	Diagnosis Related Group/Fallpauschale
E	Gesamterlös
e	Stückerlös
EBM	Einheitlicher Bewertungsmaßstab
EFQM	European Foundation of Quality Management
FZ	Fallzahl
G	Gesamtgewinn
g	Stückgewinn
ger.	gerundet
GOÄ	Gebührenordnung für Ärzte
ICD	International Classification of Diseases
InEK	Institut für das Entgeltsystem im Krankenhaus
K'	Grenzkosten
K_f	Fixe Gesamtkosten
k_f	Fixe Stückkosten
KHEntgG	Gesetz über die Entgelte für voll- und teilstationäre Krankenhausleistungen – Krankenhausentgeltgesetz
KHG	Gesetz zur wirtschaftlichen Sicherung der Krankenhäuser und zur Regelung der Krankenhauspflegesätze – Krankenhausfinanzierungsgesetz
KG	Kapazitätsgrad
K_v	Variable Gesamtkosten
k_v	Variable Stückkosten
MDK	Medizinischer Dienst der Krankenversicherung

NG	Nutzungsgrad
OP	Operation
OPS	Prozedurenschlüssel
PB	Planbett
PsychVVG	Gesetz zur Weiterentwicklung der Versorgung und der Vergütung für psychiatrische und psychosomatische Leistungen
PT	Pflegetag
ROI	Return on Investment
s	Sicherheitskoeffizient
SGB V	Fünftes Buch Sozialgesetzbuch
VD	Verweildauer
VK	Vollkraft
x_c	Cash-Point
x_{BEP}	Beschäftigung im Break-Even-Point
x_P	Planmenge
ZBB	Zero-Based-Budgeting
ZVEI	Zentralverband der Elektrotechnischen Industrie

1 Die Definition und Einordnung des Controllings

Lernziele

In diesem Kapitel lernen Sie, …

- warum das Management in Ebenen eingeteilt werden kann und welche das sind.
- was so besonders am Controlling der Gesundheitsbetriebe ist.
- warum ein englisch klingender Begriff eigentlich typisch deutsch ist.
- worin das Wesen des Controllings besteht.
- was der Controller im Gesundheitsbetrieb eigentlich so alles anstellt.

1.1 Das Controlling als Teil des Managements

Aufbauend auf den Ebenen der Managementtheorie können drei Managementbereiche unterschieden werden (► Abb. 1.1):

- Das normative Management,
- das strategische Management und
- das operative Management.

Das normative Management widmet sich den Wertfragen des unternehmerischen Handelns und setzt sich mit der Bewältigung unternehmenspolitischer Wert- und Interessenkonflikte auseinander.

Das strategische Management dient primär der Entwicklung einer Unternehmensstrategie. Hierdurch sollen frühzeitig und systematisch strategische Erfolgspotentiale auf- bzw. ausgebaut werden. In diesem Zusammenhang spricht man bei strategischem Management auch häufig von einer qualitativen Unternehmenssteuerung. Dies zeigt sich z. B. bei der Entwicklung möglicher Strategien zur Begegnung des Innovationsdrucks oder zur Vermeidung strategischer Überraschungen.

Das operative Management schließlich widmet sich unmittelbar der Steuerung des laufenden unternehmerischen Wertschöpfungsprozesses.

Normatives Management	Strategisches Management	Operatives Management
• Wertfragen des unternehmerischen Handelns • Bewältigung unternehmens-politischer Wert- und Interessenkonflikte	• Entwicklung einer Unternehmens-strategie • Frühzeitiger und systematischer Aufbau strategischer Erfolgspotenziale • Qualitative Unternehmens-steuerung (z. B. bei Innovationsdruck oder zur Vermeidung strategischer Überraschungen)	• Unmittelbare Steuerung des laufenden unternehmerischen Wertschöpfungs-prozesses

Abb. 1.1: Die Bereiche des Managements

Ein Mittel zur Umsetzung des operativen Managements ist das operative Controlling. Das Pendant für die Umsetzung des strategischen Managements stellt das strategische Controlling dar.

1.2 Das Controlling der Gesundheitsbetriebe

Das Controlling der Gesundheitsbetriebe basiert auf drei Säulen des Controllings (► Abb. 1.2). Zunächst erfolgt das Controlling unter rein betriebswirtschaftlichen Gesichtspunkten. Dieses Controlling im engeren Sinne orientiert sich an den Daten des Rechnungswesens und widmet sich primär der Wirtschaftlichkeit des Unternehmens. Es wird daher auch als Binnensteuerung des Unternehmens bezeichnet. Eine typische Maßnahme des betriebswirtschaftlichen Controllings stellt beispielsweise die ABC-Analyse dar.

Darüber hinaus kennen die Gesundheitsbetriebe das Medizincontrolling. Es stellt eine relativ junge Disziplin der Gesundheitsökonomie dar. Seine primäre Orientierung besteht in einer Verbindung von Wirtschaftlichkeit und Medizin. Hierunter fällt beispielsweise die Kodierung von medizinischen Leistungen.

Das Projektmanagement und Projektcontrolling stellen häufig einen Randbereich im Controlling der Gesundheitsbetriebe dar. Sie widmen sich dem Management von Aufgaben und sind durch einen hohen Grad an Einmaligkeit gekennzeichnet. Auf diese Weise sollen sie sich zum Routinebetrieb abgrenzen. Eine typische Maßnahme des Projektmanagements und -controllings ist beispielsweise die Einführung eines neuen IT-Systems.

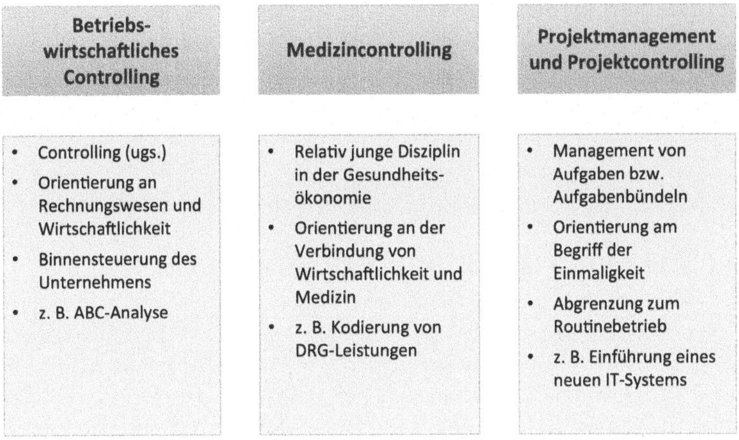

Betriebswirtschaftliches Controlling

- Controlling (ugs.)
- Orientierung an Rechnungswesen und Wirtschaftlichkeit
- Binnensteuerung des Unternehmens
- z. B. ABC-Analyse

Medizincontrolling

- Relativ junge Disziplin in der Gesundheitsökonomie
- Orientierung an der Verbindung von Wirtschaftlichkeit und Medizin
- z. B. Kodierung von DRG-Leistungen

Projektmanagement und Projektcontrolling

- Management von Aufgaben bzw. Aufgabenbündeln
- Orientierung am Begriff der Einmaligkeit
- Abgrenzung zum Routinebetrieb
- z. B. Einführung eines neuen IT-Systems

Abb. 1.2: Drei Säulen des Controllings

1.3 Der Begriff des Controllings

Der Begriff des Controllings ist nicht, wie eigentlich zu erwarten, ein typisch amerikanischer Ausdruck. Controlling ist ein eingedeutschter Begriff. Im angloamerikanischen Sprachraum wird hierfür entweder der Begriff managerial accounting oder cost management verwendet. Es ist davon auszugehen, dass die Ursprünge des Controllings aus dem französischen und/oder dem englischen Sprachraum stammen. Die französischen Begriffe »contrerole« (= Gegenrolle) und »compter« (= zählen) sowie der englische Begriff »to control« (= steuern, lenken, beherrschen, regeln) verdeutlichen sehr gut, dass Controlling nicht allein Kontrolle bedeutet. Vielmehr geht es darum, ein Unternehmen in geeigneter Weise zu steuern und zu lenken. Nicht selten wird daher der Controller als »Schiffslotse« des Unternehmens bezeichnet.

1.4 Die Wesensmerkmale des Controllings

Das Controlling umfasst die Tätigkeiten steuern, regeln und regulieren. Für seine Inhalte gibt es zahlreiche Definitionen, die sich jedoch im Kern stets an der Steuerungstätigkeit orientieren. Eine mögliche Definition könnte daher wie folgt lauten:

> Controlling ist ein informationsversorgendes System zur Unterstützung der Unternehmensführung durch Planung, Kontrolle, Analyse und die Entwicklung von Handlungsalternativen.

Wie bereits ausgeführt dient das Controlling der Steuerung des Betriebsgeschehens. Es wird daher auch als Binnensteuerung des Unternehmens bezeichnet.

Im Gegensatz zu den Betrachtungen des externen Rechnungswesens (Buchführung) besitzt das Controlling eine zukunftsbezogene Ausrichtung.

1.5 Die Zielgruppen des Controllings

Die primäre Zielgruppe des Controllings stellt die Geschäftsführung des Gesundheitsbetriebs dar. Hieran schließen sich die Teilbereiche des Unternehmens (z. B. ärztliche Funktionsstellen) und die Aufsichtsgremien des Gesundheitsbetriebs an.

Darüber hinaus liefert das Controlling Informationen für die Kapitalgeber und die Eigentümer des Gesundheitsbetriebs. Schließlich benötigen die Finanzverwaltung und weitere staatliche Stellen (z. B. statistische Landesämter) Informationen aus dem Controlling.

1.6 Die Besonderheiten des Controllings im Gesundheitsbetrieb

Wie bereits erläutert konzentrieren sich die Betrachtungen des Controllings im Gesundheitsbetrieb einerseits auf das rein betriebswirtschaftliche Controlling, andererseits jedoch auf das sogenannte Medizincontrolling. Das Controlling im Gesundheitsbetrieb unterscheidet sich damit grundsätzlich vom Controlling anderer Branchen und Betriebe.

Im Gesundheitsbetrieb werden Dienstleistungen erstellt, die durch planerische Aspekte von Seiten der Politik, Erfordernisse der Patienten und durch ein heterogenes Leistungsportfolio geprägt sind. Darüber hinaus müssen Informationsbedürfnisse unterschiedlichster Zielgruppen befriedigt werden. Die erbrachten Leistungen erstrecken sich über unterschiedliche Leistungssektoren. Hiermit eng verbunden sind die hieraus resultierenden unterschiedlichen Vergütungsformen.

Aufbauend auf den beteiligten Leistungssektoren und Leistungsformen sind unterschiedliche Kostenübernehmer für die einzelnen Bereiche zu unterscheiden. Aufgrund dieser Besonderheit ergibt sich eine spezielle Komplexität des Controllings im Gesundheitsbetrieb. Sie soll anhand der nachfolgenden beispielhaften Abbildung des Krankenhauscontrollings erläutert werden (▸ Abb. 1.3).

Leistung	Zielgruppe	Leistungssektoren	Orientierung der Inhalte
Dienstleistung Sachzielbezug Kundenpräsenz Kein Erfolgsversprechen Vertrauensgut	Geschäftsführung Führungskräfte der zweiten bis n-ten Ebene Mitarbeiter Aufsichtsgremien Sozialleistungsträger Versicherungen Gesetzgeber Staatliche Stellen Patienten	Ambulant Stationär Somatik Psychiatrie	Leistungsorientierung Stückzahlen Wertigkeiten Belegungstage Kostenorientierung Plan-Kosten Ist-Kosten Produktionsfaktoren Erlösorientierung Stückerlöse Plan-Erlöse Ist-Erlöse Deckungsbeiträge Budgets

Abb. 1.3: Controlling im Krankenhaus

Leistung

Die Leistung im Krankenhaus stellt eine Dienstleistung mit einem speziellen Sachzielbezug dar. Sachziel des Krankenhauses ist die Verbesserung des Gesundheitszustandes des Patienten. Diese Dienstleistung setzt die Anwesenheit (sogenannte Kundenpräsenz) des Patienten voraus. Man spricht daher auch vom Uno-Actu-Prinzip. Wie im gesamten deutschen Gesundheitswesen besteht von Seiten der Behandelnden kein Erfolgsversprechen. Zudem erwerben die Patienten eine Dienstleistung als Vertrauensgut, da sie diese in der Regel noch nicht oder nicht häufig erworben haben.

Zielgruppen

Die primären Zielgruppen des Controllings im Krankenhaus bestehen aus der Geschäftsführung, den Führungskräften der zweiten und nachfolgenden Ebenen bis hin zu den eigentlich behandelten Patienten.

Leistungssektoren

Die Leistung im Krankenhaus kann u. a. dem ambulanten und dem stationären Sektor zugeordnet werden. Hierbei werden Leistungen der Somatik oder der Psychiatrie erbracht.

Orientierung der Inhalte

Neben der bekannten Leistungsorientierung oder einer Orientierung an Stückzahlen werden beispielsweise Wertigkeiten im Sinne von Bewertungsrelationen, Belegungstagen oder Plankosten betrachtet. Darüber hinaus werden unterschiedlichste Ebenen der Erlösstruktur (z. B. Gesamterlöse, Stückerlöse, Deckungsbeiträge) oder das gesamte Krankenhausbudget betrachtet.

1.7 Die Aufgaben des Controllers

Die Aufgaben des Controllers lassen sich im Wesentlichen in sechs Teilaufgaben untergliedern:

1. Dokumentationsfunktion
2. Transparenzfunktion
3. Planungsfunktion
4. Steuerungsfunktion
5. Kontrollfunktion
6. Beratungsfunktion

Die Aufgabe der Dokumentationsfunktion besteht darin, eine vorhandene Kostenrechnung auszubauen bzw. diese zunächst zu entwickeln. Darüber hinaus besteht die vornehmste Pflicht des Controllers darin, das interne Rechnungswesen zu beobachten.

Für Transparenz sorgt der Controller in Bezug auf Strategie, Ergebnis, Finanzen und Prozesse. Durch seine Unterstützung werden Inhalte mit Hilfe einer zahlenmäßigen Darstellung objektiviert und Sachverhalte berichtet.

Unter dem Aspekt der Planung muss es dem Controller gelingen, einen Gesamtplan aufzustellen und eventuelle Teilpläne zu koordinieren.

In Bezug auf die Steuerungsfunktion muss das Controlling permanent die Unternehmensziele beobachten und darüber hinaus die Unternehmensumwelt nicht aus dem Blick verlieren. Auch wenn das Controlling nicht primär die Kontrolle im Fokus hat, ist diese ein Bestandteil der Aufgaben des Controllers. Mit seiner Hilfe müssen Controllingsysteme entwickelt und weiter gepflegt werden, Abweichungsanalysen durchgeführt und Gegenmaßnahmen koordiniert sowie erhaltene Ergebnisse kontrolliert werden.

Eine der anspruchsvollsten Aufgaben des Controllings besteht in der Moderation existierender Managementprozesse.

Reflexionsfragen

- Was umfasst das Management des Gesundheitsbetriebs?
- Wie definieren Sie den Begriff des Controllings?
- Aus welchen Aspekten setzt sich Controlling zusammen?
- Welche Zielgruppen und welche Besonderheiten weist das Controlling im Gesundheitsbetrieb auf?

2 Abgrenzung des strategischen und des operativen Controllings

Lernziele

In diesem Kapitel lernen Sie, …

- warum man Strategie und Operation besser trennen sollte.
- welche Aufgaben zum strategischen und zum operativen Controlling gehören.
- welche Instrumente für den jeweiligen Bereich zur Verfügung stehen.

2.1 Die Abgrenzung im Überblick

Für einen vertiefenden Einblick in die Inhalte des Controllings ist es erforderlich, das strategische vom operativen Controlling abzugrenzen. Hierbei hat es sich als sinnvoll erwiesen, dies u. a. im Hinblick auf den zeitlichen Aspekt und die Ausrichtung des Controllings oder seine wesentlichen Inhalte durchzuführen. Die nachfolgende Tabelle (► Tab. 2.1) vermittelt hierüber einen Überblick.

Tab. 2.1: Abgrenzung operatives und strategisches Controlling

	Operatives Controlling	Strategisches Controlling
Perspektive	Kurzfristig (1–3 Jahre) und gegenwartsorientiert	Langfristig (> 3 Jahre) und zukunftsorientiert
Ausrichtung	An operativer Planung	An strategischer Planung
Denkansatz	Kosten und Nutzen	Chancen und Risiken
Orientierung	Unternehmensintern	Unternehmensextern
Ziele	Sicherung der operativen Ziele und Optimierung der Unternehmensprozesse	Sicherung der strategischen Ziele und des Unternehmens

Tab. 2.1: Abgrenzung operatives und strategisches Controlling – Fortsetzung

	Operatives Controlling	Strategisches Controlling
Methodik	Operative (und taktische) Planung	Strategische Planung
Fragestellung	Eher gut strukturiert mit geringer Komplexität und geringem Grad an Ungewissheit	Eher schlecht strukturiert mit hoher Komplexität und hohem Grad an Ungewissheit

2.2 Die Aufgabenbereiche des strategischen und des operativen Controllings

Wie bereits erläutert liegt der Fokus des strategischen Controllings eher auf der Betrachtung von Chancen und Risiken zur Ermittlung strategischer Vorteile. Das Unternehmen versucht auf diese Weise, Erfolgspotenziale zu steuern und seine Stärken und Schwächen im Umfeld des Gesundheitsbetriebs zu analysieren. Auf diese Weise soll das Controlling an der Mitarbeit der Unternehmensstrategie beteiligt werden, um so langfristig und nachhaltig eine Existenzsicherung des Gesundheitsbetriebs zu erreichen. Im Fokus des strategischen Controllings liegt die Koordination der strategischen Planung, die sich beispielsweise in der Durchführung strategischer Soll-Ist-Vergleiche oder der Ermittlung von Frühwarnsystemen ausdrückt.

Im Gegensatz hierzu widmet sich das operative Controlling eher der Steuerung gesundheitsökonomischer Prozesse im Gesundheitsbetrieb. Im Rahmen des operativen Controllings werden vorhandene Daten (in der Regel auf Basis einer strukturierten Leistungserfassung) verarbeitet und interpretiert. Hierdurch liefert das Controlling Entscheidungshilfen für die Planung, Budgetierung und Kontrolle und berichtet über diese Prozesse. Mit einer derartigen Vorgehensweise sollen Plan- und Budgetabweichungen, Schwachstellen, Stärken und Schwächen im Gesundheitsbetrieb aufgespürt werden.

Im eigentlichen medizinischen Leistungsprozess dient das Controlling der Analyse und Bewertung von Behandlungskonzepten und Behandlungsalternativen. Als Gesprächspartner und Berater des Managements kommt dem Controller die Aufgabe einer Unterstützung der Unternehmensleitung zu. Darüber hinaus soll das Controlling im Gesundheitsbetrieb die Berichterstattung an staatliche Stellen oder die Analyse volkswirtschaftlicher und gesundheitsökonomischer Sachverhalte ermöglichen.

2.3 Die Instrumente des strategischen und operativen Controllings

Ziel dieser strukturierten Einführung in das Controlling der Gesundheitsbetriebe ist u. a. die Darstellung möglicher Instrumente zur Umsetzung des strategischen und des operativen Controllings. Den Zwecken des strategischen Controllings folgend orientieren sich dessen Instrumente eher an der Ermittlung der Unternehmenspotenziale. Hierzu zählen u. a.:

- die Balanced Scorecard,
- das Benchmarking,
- die Erfahrungskurve,
- die Make-Or-Buy-Entscheidung,
- die Portfolio-Analyse,
- die Potenzial-Analyse,
- die Produkt-Lebenszyklus-Kurve,
- die Prozesskostenrechnung/das Prozesskostenmanagement,
- die Stärken-Schwächen-Analyse und
- die Zielkostenrechnung/das Zielkostenmanagement.

Im Gegensatz hierzu konzentrieren sich die Instrumente des operativen Controllings auf die Abbildung von Kosten, Leistungen und Erlösen. Hierzu zählen u. a.:

- die ABC-Analyse,
- die Bestellmengenoptimierung,
- die Break-Even-Analyse,
- die Deckungsbeitragsrechnung,
- die Losgrößenoptimierung,
- die Wertanalyse und
- die XYZ-Analyse.

Reflexionsfragen

- Worin unterscheiden sich strategisches und operatives Controlling im Gesundheitsbetrieb?
- Welche Aufgaben rechnen Sie zum strategischen, welche zum operativen Teil des Controllings?
- Nennen Sie exemplarisch Instrumente des Controllings im Gesundheitsbetrieb und ordnen Sie diese dem Bereich Strategie bzw. Operation zu.

3 Die Einordnung des Controllings im Gesundheitsbetrieb

Lernziele

In diesem Kapitel lernen Sie, …

- welche Möglichkeiten für die Installation des Controllings im Gesundheitsbetrieb bestehen.
- was eine Stabsabteilung von einer Linienfunktion unterscheidet und warum ein Stab nichts zu sagen hat.
- warum es manchmal besser ist, in der Linie zu stehen und nicht an der Spitze.

Grundsätzlich sollte sich die hierarchische Einordnung des Controllings im Gesundheitsbetrieb an der Zielsetzung des Controllings orientieren. Seine Anbindung an organisatorische Einheiten kann wesentlichen Einfluss auf die Durchsetzungsfähigkeit der jeweils Handelnden haben:

Hierfür bestehen grundsätzlich drei Alternativen:

1. Eingliederung des Controllings innerhalb einer bereits bestehenden Organisationseinheit (z. B. dem Finanz- und Rechnungswesen)
2. Installation einer eigenen Funktion Controlling (z. B. Abteilung Betriebswirtschaftliches Controlling bzw. Medizincontrolling)
3. Installation einer Stabsfunktion Controlling

Der grundsätzliche Unterschied in der Ansiedlung einer Linien- oder Stabsfunktion besteht in der Übernahme von Entscheidungsverantwortung. Erfolgt die Einrichtung des Controllings als Linienfunktion, erhält es die Möglichkeit, Entscheidungen nicht nur vorzubereiten, sondern diese auch verantwortlich umzusetzen.

Im Gegensatz hierzu ermöglicht die Installation als Stabsabteilung eine beratende Funktion (z. B. der Geschäftsführung) zur Unterstützung von Entscheidungen in der Linie. Das Controlling wird hierbei nicht im Sinne von Durchführungsentscheidungen tätig, sondern vielmehr in Bezug auf Freigabeentscheidungen. Ein Nachteil der Implementierung der Stabsfunktion besteht in der mangelnden Durchsetzungsfähigkeit des Controllings. Zudem kann es u. U. zu Konflikten zwischen den unterstützten Funktionen (z. B. kaufmännische Direktion) mit anderen Entscheidungsebenen führen. Die nachfolgenden graphischen Darstellungen sollen die Unterschiede zur möglichen Implementierung des Controllings verdeutlichen (► Abb. 3.1–3.3).

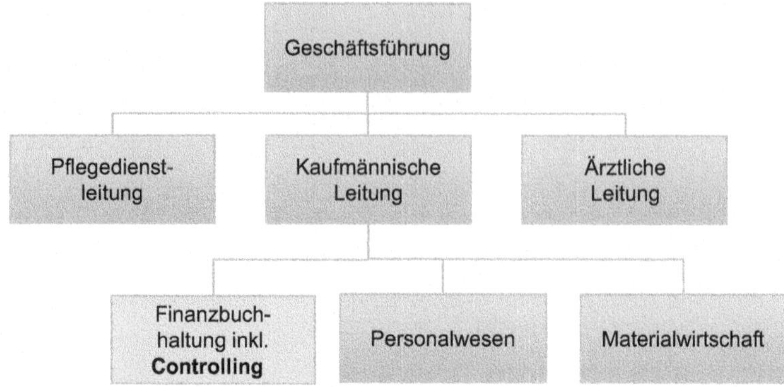

Abb. 3.1: Einordnung des Controllings im Unternehmen (1)

Bei der Integration des Controllings innerhalb einer bestehenden Funktion (z. B. dem Finanz- und Rechnungswesen) besteht der Vorteil, dass das Controlling auf bereits vorhandene Daten des Rechnungswesens zugreifen kann. Allerdings besteht u. U. ein Nachteil darin, dass Entscheidungen und Handlungen des Controllings durch die übergeordnete Funktion beeinflusst werden.

Dieser letztgenannte Nachteil kann dadurch vermieden werden, dass das Controlling als gleichwertige Funktion, beispielsweise parallel zum Finanz- und Rechnungswesen, installiert wird. Nachteil einer derartigen Umsetzung ist die eventuell zu verzeichnende Ferne zu den Daten des Rechnungswesens.

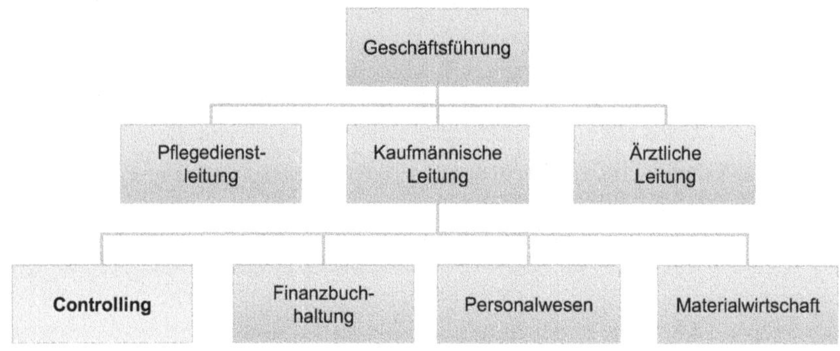

Abb. 3.2: Einordnung des Controllings im Unternehmen (2)

Schließlich besteht die Möglichkeit, das Controlling als Stabsfunktion zu hinterlegen.

Die Aufgabe einer Stabsabteilung besteht darin, die ihr zugeordnete Managementfunktion zu unterstützen und ihr beratend zur Seite zu stehen. In der oben abgebildeten Darstellung unterstützt das Controlling direkt die Geschäftsführung. Es besitzt zwar keine Entscheidungskompetenz, bereitet jedoch Entscheidungen vor. Hierdurch wird die Geschäftsführung sehr komfortabel in die Lage versetzt,

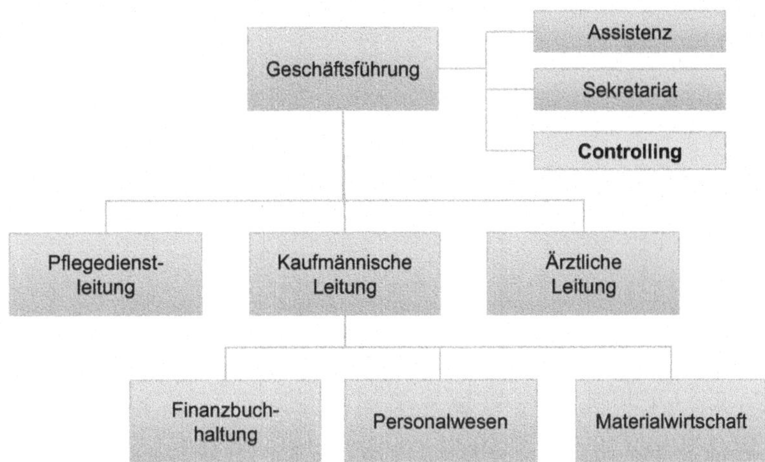

Abb. 3.3: Einordnung des Controllings im Unternehmen (3)

Entscheidungen auf Basis von Controllingdaten zu fällen. Ein derartiger Aufbau folgt einer übersichtlichen Struktur mit klaren Zuständigkeiten. Die Controllingabteilung kann sich sehr gut auf die eigentliche Aufgabe konzentrieren.

Allerdings ist das Controlling in diesem Fall stark entfernt von der eigentlichen Leistungserbringung auf der untersten Ebenen. Nicht selten erwachsen hieraus Konflikte durch die Trennung von Entscheidungsvorbereitung und -umsetzung.

Zusammenfassend lässt sich festhalten, dass die zentrale oder dezentrale Anordnung des Controllings im Gesundheitsbetrieb, je nach Ausprägung, Vor- oder Nachteile mit sich bringt.

Die zentrale Anordnung des Controllings (in der Regel in der Nähe der Geschäftsführung) ermöglicht eine Betrachtung sämtlicher Aspekte des Controllings, da keine Spezialisierung auf einer funktionalen Ebene erfolgt. So kann das Controlling sich der Leistungserbringung, den Personalbelangen oder anderen Ressourcen widmen. Durch seine direkte Zuordnung zu einer verantwortlichen Stelle werden Schnittstellen vermieden. Allerdings besteht das Risiko, das der Controller weit weg von der eigentlichen Leistungserbringung agiert.

Im Falle einer dezentralen Anordnung des Controllings besteht der Vorteil einer möglichen Spezialisierung (z. B. Medizincontrolling, Personalcontrolling, Pflegecontrolling). Allerdings wird das Controlling hierdurch nicht selten in seine Teilaspekte aufgesplittet und erhält zudem mehrere Verantwortliche. Die Folge sind Schnittstellprobleme. Dafür agiert das Controlling sehr nah an der entsprechenden Leistung im Gesundheitsbetrieb.

Reflexionsfragen

- In welcher Form kann das Controlling im Gesundheitsbetrieb organisatorisch eingegliedert werden?
- Was unterscheidet die Stabsfunktion Controlling von der Linienfunktion?
- Warum haben Stabs-Controller ein schweres Los?

4 Die Objekte des Controllings im Gesundheitsbetrieb

Lernziele

In diesem Kapitel lernen Sie, …

- wie man dem Controlling eine Richtung gibt und welche Richtungen das sein können.
- welche Richtung sich mit welchen Inhalten beschäftigt.
- warum am Ende doch alle Richtungen von Interesse sein können.
- wieso Leistung nicht gleichzusetzen ist mit Erlös.
- warum man die Kosten nicht vergessen sollte.

Die Ausrichtung des Controllings kann unter drei Aspekten erfolgen.

1. Das Controlling kann zunächst eine reine Leistungsorientierung besitzen, bei der die Leistung unter dem Aspekt der Stückzahl, des medizinischen Fallwerts, der Behandlungsdauer oder der Behandlungsfrequenz betrachtet wird. Hieraus ergeben sich primär Aussagen zu Häufigkeit oder Intensität einer erbrachten Leistung. Gerade vor einer immer stärker zunehmenden Bedeutung der Leistungsqualität sollte jedoch die alleinige Betrachtung von Mengenkomponenten nicht im Fokus des Controllings stehen. Sie verkennt die hohe Bedeutung unterschiedlicher Fallschweren einer Leistung.
2. Dem Aspekt der Kosten widmet sich das Controlling seit jeher. Er ist daher am weitesten ausgebaut. Allerdings sollte hierin nicht die alleinige Orientierung gesehen werden, da die Fixierung auf Kostengrößen u. U. die hohe qualitative und quantitative Bedeutung der Leistung vernachlässigt.
3. Schließlich kann das Controlling im Gesundheitsbetrieb die Erlöse und Ergebnisse einer Leistung im Blick haben. Hierunter fallen u. a. die Analyse von Stückerlösen, Deckungsbeiträgen oder Budgets.

Die möglichen Ausrichtungen des Controllings zeigen, dass die alleinige Konzentration auf eine Ausrichtung nicht zielführend ist. Das Controlling muss vielmehr auf einer Kombination der vorgenannten Dimensionen aufbauen und die Krankenhausleistung qualitativ und quantitativ sachgerecht abbilden. Zudem sollte nach ambulanten und stationären Leistungen, Kosten, Erlösen sowie Ergebnissen differenziert werden.

Die leistungsorientierte Perspektive

Die ambulanten Krankenhausleistungen

Die Ausprägung der ambulanten Krankenhausleistung erstreckt sich über eine sehr hohe Bandbreite. Im Gegensatz zur stationären ist bei der ambulanten Leistung nach gesetzlich Versicherten, den Selbstzahlern und Privatversicherten zu unterscheiden.

Die nachfolgenden Abbildungen veranschaulichen einzelne Leistungen zweier exemplarisch ausgewählter Gebührenverzeichnisse (▸ Abb. 4.1 und ▸ 4.2).

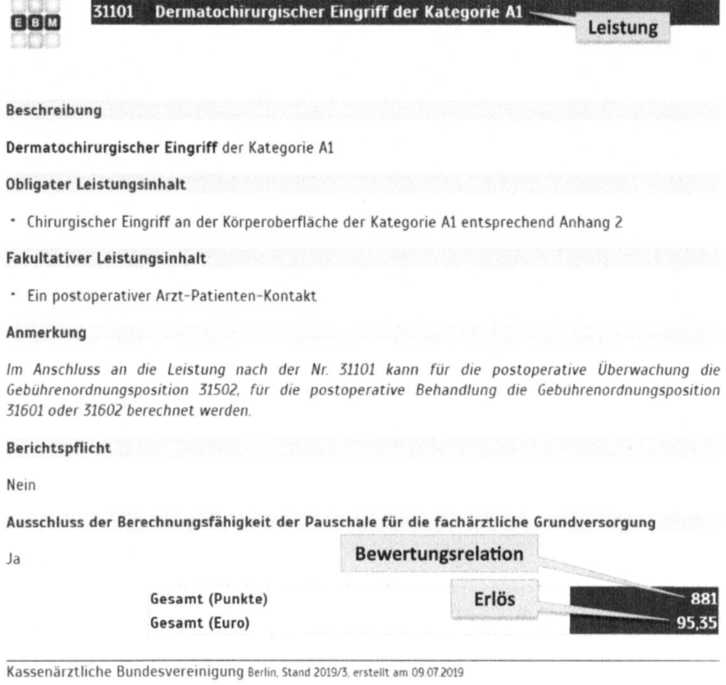
EBM

31101 Dermatochirurgischer Eingriff der Kategorie A1

Beschreibung

Dermatochirurgischer Eingriff der Kategorie A1

Obligater Leistungsinhalt

- Chirurgischer Eingriff an der Körperoberfläche der Kategorie A1 entsprechend Anhang 2

Fakultativer Leistungsinhalt

- Ein postoperativer Arzt-Patienten-Kontakt

Anmerkung

Im Anschluss an die Leistung nach der Nr. 31101 kann für die postoperative Überwachung die Gebührenordnungsposition 31502, für die postoperative Behandlung die Gebührenordnungsposition 31601 oder 31602 berechnet werden.

Berichtspflicht

Nein

Ausschluss der Berechnungsfähigkeit der Pauschale für die fachärztliche Grundversorgung

Ja

Gesamt (Punkte)	881
Gesamt (Euro)	95,35

Kassenärztliche Bundesvereinigung Berlin, Stand 2019/3, erstellt am 09.07.2019

Abb. 4.1: Einheitlicher Bewertungsmaßstab – Auszug

Die stationären Krankenhausleistungen

Von Interesse für das Controlling ist die Abbildung der Wertigkeit der allgemeinen Krankenhausleistung anhand von Kostengewichten, da diese – ebenso wie in einem ambulanten Tarif – einen Vergleich der erbrachten stationären Krankenhausleistungen zueinander ermöglichen. Allerdings wird die stationäre Krankenhausleistung durch weitergehende Parameter determiniert, sodass die alleinige Betrachtung ihrer Wertigkeit in der Regel zu Fehlschlüssen im Controlling führt. Trotz fallpauschalierter Vergütung sollte die sachgerechte Abbildung der allgemeinen Krankenhausleistung – neben der eigentlichen Bewertungsrelation – auch Aspekte

Bewertungsrelation
Erlös

I. Allgemeine Beratungen und Untersuchungen

Leistung

Nummer	Leistung	Punktzahl	Gebühr in Euro
1	Beratung – auch mittels Fernsprecher –	80	4,66
2	Ausstellung von Wiederholungsrezepten und/oder Überweisungen und/oder Übermittlung von Befunden oder ärztlichen Anordnungen – auch mittels Fernsprecher – durch die Arzthelferin und/oder Messung von Körperzuständen (z. B. Blutdruck, Temperatur) ohne Beratung, bei einer Inanspruchnahme des Arztes	30	1,75
	Die Leistung nach Nummer 2 darf anläßlich einer Inanspruchnahme des Arztes nicht zusammen mit anderen Gebühren berechnet werden.		
3	Eingehende, das gewöhnliche Maß übersteigende Beratung – auch mittels Fernsprecher –	150	8,74

Abb. 4.2: Gebührenordnung für Ärzte – Auszug

des Fall-Mix und der Verweildauer enthalten (► Abb. 4.3 und ► 4.4). (Die Erwähnung der Verweildauer mutet unter dem Aspekt der fallpauschalierten Erlösstruktur zunächst ein wenig fremd an, doch sollte an dieser Stelle nicht vergessen werden, dass die später noch zu betrachtenden Kostenstrukturen sehr wohl in Korrelation zur Verweildauer stehen können.)

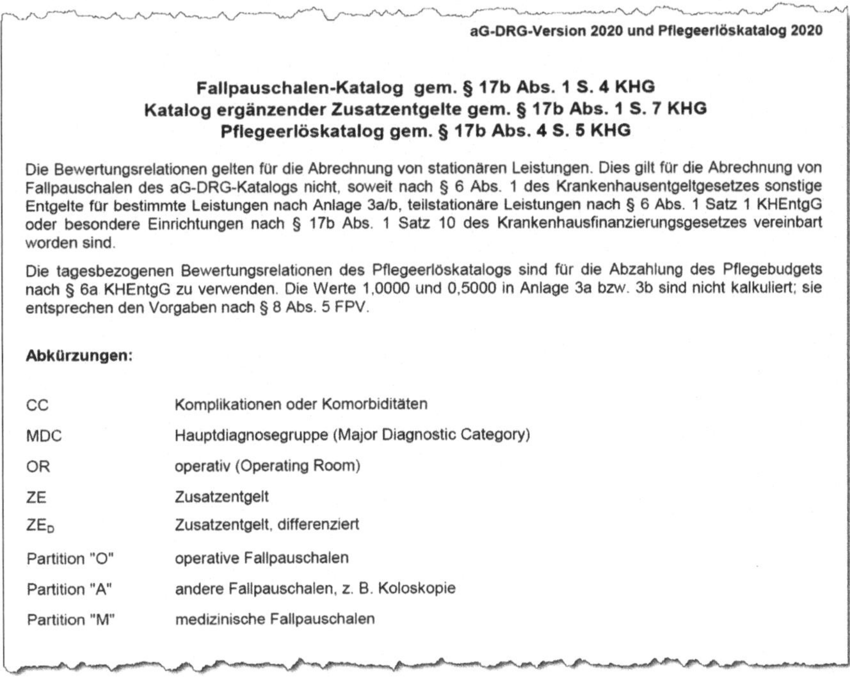

aG-DRG-Version 2020 und Pflegeerlöskatalog 2020

Fallpauschalen-Katalog gem. § 17b Abs. 1 S. 4 KHG
Katalog ergänzender Zusatzentgelte gem. § 17b Abs. 1 S. 7 KHG
Pflegeerlöskatalog gem. § 17b Abs. 4 S. 5 KHG

Die Bewertungsrelationen gelten für die Abrechnung von stationären Leistungen. Dies gilt für die Abrechnung von Fallpauschalen des aG-DRG-Katalogs nicht, soweit nach § 6 Abs. 1 des Krankenhausentgeltgesetzes sonstige Entgelte für bestimmte Leistungen nach Anlage 3a/b, teilstationäre Leistungen nach § 6 Abs. 1 Satz 1 KHEntgG oder besondere Einrichtungen nach § 17b Abs. 1 Satz 10 des Krankenhausfinanzierungsgesetzes vereinbart worden sind.

Die tagesbezogenen Bewertungsrelationen des Pflegeerlöskatalogs sind für die Abzahlung des Pflegebudgets nach § 6a KHEntgG zu verwenden. Die Werte 1,0000 und 0,5000 in Anlage 3a bzw. 3b sind nicht kalkuliert; sie entsprechen den Vorgaben nach § 8 Abs. 5 FPV.

Abkürzungen:

CC	Komplikationen oder Komorbiditäten
MDC	Hauptdiagnosegruppe (Major Diagnostic Category)
OR	operativ (Operating Room)
ZE	Zusatzentgelt
ZE_D	Zusatzentgelt, differenziert
Partition "O"	operative Fallpauschalen
Partition "A"	andere Fallpauschalen, z. B. Koloskopie
Partition "M"	medizinische Fallpauschalen

Abb. 4.3: DRG-Katalog

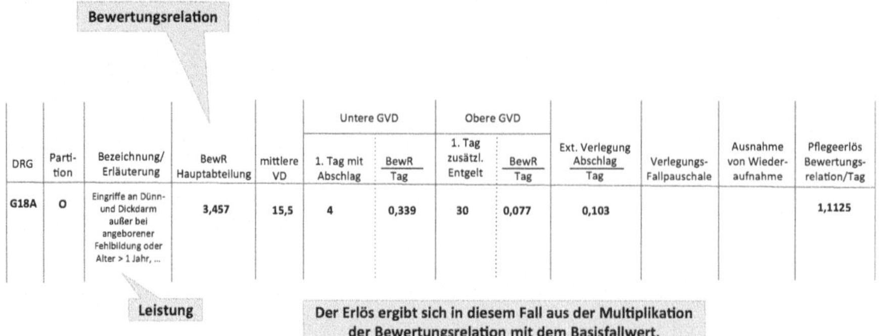

DRG	Partition	Bezeichnung/Erläuterung	BewR Hauptabteilung	mittlere VD	Untere GVD: 1. Tag mit Abschlag	Untere GVD: BewR/Tag	Obere GVD: 1. Tag zusätzl. Entgelt	Obere GVD: BewR/Tag	Ext. Verlegung Abschlag/Tag	Verlegungs-Fallpauschale	Ausnahme von Wiederaufnahme	Pflegeerlös Bewertungsrelation/Tag
G18A	**O**	Eingriffe an Dünn- und Dickdarm außer bei angeborener Fehlbildung oder Alter > 1 Jahr, ...	**3,457**	**15,5**	**4**	**0,339**	**30**	**0,077**	**0,103**			**1,1125**

Abb. 4.4: DRG-Katalog – Auszug

Die kostenorientierte Perspektive

Im Gegensatz zur erlösorientierten Ausprägung des Controllings widmet sich die kostenorientierte Betrachtung der Erstellung der ambulanten oder stationären Krankenhausleistung. Hierbei ist vornehmlich der Produktionsfaktor »Personal« von Interesse. Bedingt durch die seit einigen Jahrzehnten vorherrschende Erlösorientierung in der gesetzlichen Krankenversicherung existieren nur wenige administrativ vorgegebene Möglichkeiten der kostenorientierten Betrachtung.

Die Kosten für die ambulanten Krankenhausleistungen

Mit Ausnahme des Nebenkostentarifes Band I der Deutschen Krankenhausgesellschaft (DKG-NT I) existiert in keinem ambulanten Tarif eine konsequente Abbildung der Kostenstrukturen. (Der Grund für dieses Vorhandensein liegt in der Entstehung des Tarifes. Ursprünglich sollte er die Verrechnung von Leistungen zwischen Krankenhäusern erleichtern.) Ein sachgerechtes Controlling der Kosten der ambulanten Krankenhausleistungen basiert grundsätzlich auf einer Erfassung der Kosten mit Hilfe der Kostenstellenrechnung. Für den Sonderfall des Einheitlichen Bewertungsmaßstabs wurde bereits bei seiner Ersterscheinung ein Anhang 3 veröffentlicht (► Abb. 4.5). Er weist die zeitliche Bindung des Arztes aus und nennt für fast alle Leistungen ein Zeitprofil, mit dessen Hilfe eine Gewichtung der Leistung auch aus der Kostenperspektive erfolgen kann.

Die Kosten für die stationären Krankenhausleistungen

Ebenso wie bei den ambulanten Leistungen wird auch das Controlling der Kosten der stationären Leistung in der Regel auf eigenen Kalkulationen basieren. Erfreulicherweise existiert für die Leistungen der Diagnosis Related Groups (DRG) ein analoges Verzeichnis der Kosten. Die sogenannte InEK-Matrix weist für jede einzelne Leistung die relevanten Kostenbereiche aus und gliedert diese nach Kostenarten

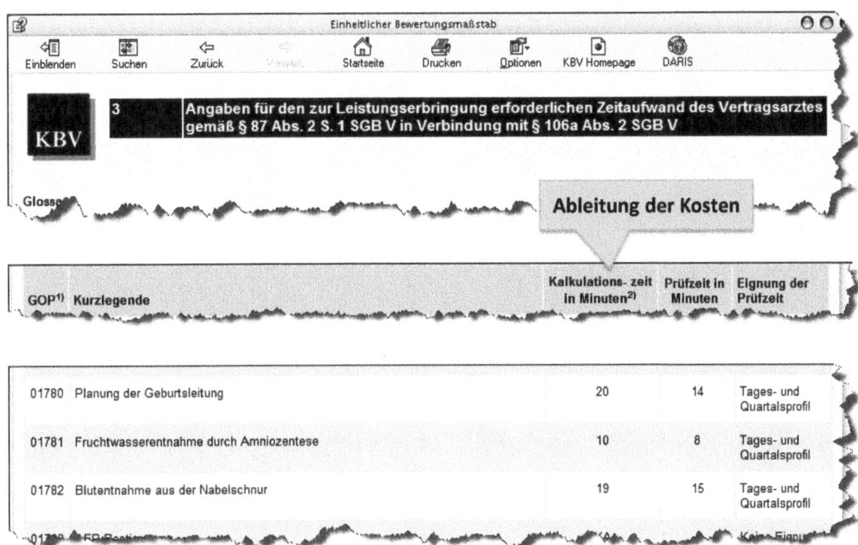

GOP[1]	Kurzlegende	Kalkulations- zeit in Minuten[2]	Prüfzeit in Minuten	Eignung der Prüfzeit
01780	Planung der Geburtsleitung	20	14	Tages- und Quartalsprofil
01781	Fruchtwasserentnahme durch Amniozentese	10	8	Tages- und Quartalsprofil
01782	Blutentnahme aus der Nabelschnur	19	15	Tages- und Quartalsprofil

Abb. 4.5: Anhang 3 – EBM

(▸ Abb. 4.6). (Die InEK GmbH hat als deutsches DRG-Institut die Aufgaben im Zusammenhang mit der Einführung, Weiterentwicklung und Pflege des DRG-Vergütungssystems von den Partnern der Selbstverwaltung – dies sind der Spitzenverband Bund der gesetzlichen Krankenkassen, der Verband der privaten Krankenversicherung und die Deutsche Krankenhausgesellschaft – übertragen bekommen.)

G-DRG-Report-Browser 2019

F03A: Herzklappeneingriff mit Herz-Lungen-Maschine, mit bestimmter komplizierender Konstellation oder bestimmtem Zweifacheingriff

Kosten

Hauptdiagnosen | Nebendiagnosen | Prozeduren | Kosten

	1	2	3	4a	4b	5	6a	6b	6c	7	8	Summe
[illegible]	642,09	1.266,64	69,53	83,11	146,3		115,06	60,26	21,12	341,82	930,44	[illegible]
[illegible]	1.394,29	2.963,97	91,94	235,8	670,57	13,23	642,81	20,83	6,22	524,83	1.259,83	[illegible]
04 OP Bereich	1.515,56		1.438,02	108,79	312,45	3.745,72	977,06	960,09	381,42	706,81	1.122,17	[illegible]
[illegible]	891,16		518,91	64,86	99,66		251,39	25,27	21,15	123	234,9	[illegible]
[illegible]	55,64		63,42	2,92	0,55	56,04	37,91	45,01	0,1	27,24	42,44	[illegible]
[illegible]	6,44		5,51	0,15	0,21		2,25	1,01	1,35	2,81	4,23	[illegible]
[illegible]	114,57		154,5	1,82	1,84	8,54	18,32	11,15	12,88	65,24	86,12	[illegible]
[illegible]	55,71		313,61	20,47	916,54		252,54	12,29	75,94	60,35	136,19	[illegible]
[illegible]	96,32	0,45	63,38	0,69			8,03	0,18	2,18	21,72	37,19	[illegible]
[illegible]	5,25	0,71	151,9	0,29	4,69		0,88		20,66	10,48	37,77	[illegible]
[illegible]	18,83	3,13	14,82	0,48	0,02		1,86	0,42		4,76	11,74	[illegible]
Summe	[illegible]	[illegible]	[illegible]	[illegible]	[illegible]	[illegible]	[illegible]	[illegible]	[illegible]	[illegible]	[illegible]	28.191,76

Abb. 4.6: InEK-Matrix

Die InEK-Matrix ermöglicht eine sehr differenzierte Betrachtung der stationären Krankenhausleistung, mit deren Hilfe ein Vergleich der standardisierten Kosten mit den eigenen ermittelten Kosten sehr gut möglich ist.

Berücksichtigung der Kosten für Vor-Leistungen

Während die ambulante Vergütungsstruktur eine sehr umfassende Abbildung der Leistung inklusive der relevanten Vorleistungen (z. B. Labor, Radiologie, Funktionsdienste) ermöglicht, existiert eine solche prozessorientierte Betrachtung für die Kosten der ambulanten Leistungen nicht. Der Grund hierfür liegt im Aufbau der eigentlichen Leistung.

Während die stationäre Leistung einen vollpauschalierten Prozess von der Aufnahme bis zur Entlassung des Patienten und teilweise sogar über diese Grenzen hinaus darstellt, bildet die ambulante Leistung allein das ärztliche Tun ab. Die Folge dieser einzelleistungsbezogenen Vergütung ist das Vorhandensein der vor- und/oder nachgelagerten Leistungen in eigenen Kapiteln der Abrechnungstarife.

Für das Controlling resultiert hieraus die Notwendigkeit einer umfassenden und gründlichen Betrachtung der Prozesse. Dieser scheinbare Nachteil wird jedoch von dem Vorteil ausgeglichen, dass somit bereits bei der Analyse der Gesamtleistung entsprechende Bewertungsrelationen einzelner Teilleistungen vorliegen.

Die erlösorientierte Perspektive

Während ambulante Leistungen nach Maßgabe eines Tarifes mit Hilfe von Punktwertrelationen und einem Punktwert als Multiplikator auf Landesebene vergütet werden, richtet sich der Erlös stationärer Krankenhausleistungen zum größten Teil nach einem bundeseinheitlichen Entgeltverzeichnis (DRG-Katalog), dessen Leistungen mit einem Basisfallwert zu multiplizieren sind. In Einzelfällen erfolgt die Vergütung nach hausindividuellen tagesgleichen Pflegesätzen. (Der Aspekt von neben der allgemeinen Krankenhausleistung existierenden Krankenhaus-Wahlleistungen soll an dieser Stelle vernachlässigt werden.)

Die Erlöse für die ambulanten Krankenhausleistungen

Aufbauend auf der Differenzierung der ambulanten Krankenhausleistung für gesetzlich Krankenversicherte und Selbstzahler bzw. Privatpatienten existieren unterschiedliche Abrechnungstarife. Diesen gemeinsam ist die Orientierung an einem Gebührenverzeichnis.

Im Falle des vorgenannten Einheitlichen Bewertungsmaßstabs steht mit den ausgewiesenen Punktwertrelationen ein gutes Mittel zur Erfassung und Gewichtung erbrachter Leistungen im ambulanten Sektor zur Verfügung. Hierüber kann beispielsweise die innerbetriebliche Leistungsverrechnung gesteuert werden.

Die Erlöse für die stationären Krankenhausleistungen

Ähnlich den ambulanten Leistungen steht auch für die stationären Leistungen ein Vergütungssystem auf Basis von Bewertungsrelationen zur Verfügung. Diese werden jährlich auf der Bundesebene mit Hilfe des DRG-Katalogs veröffentlicht. Mit dem jeweils gültigen Basisfallwert multipliziert ergeben sich hieraus die Erlöse für die allgemeine Krankenhausleistung.

Für manche Bereiche der allgemeinen Krankenhausleistungen erfolgt die Vergütung anhand von tagesgleichen Pflegesätzen. Da diese in der Regel auf individuellen Vergütungsvereinbarungen basieren, sind sie nur bedingt für tiefergehende Controllingzwecke geeignet.

Dies gilt ebenso für den Bereich der Krankenhaus-Wahlleistungen.

Reflexionsfragen

- Wie können die grundsätzlichen Unterschiede zwischen ambulanten und stationären Leistungen beschrieben werden und welche Aspekte sind hierunter zusätzlich zu bedenken?
- Wo finden sich Beispiele für die kostenorientierte, die leistungsorientierte und die erlösorientierte Betrachtung?
- Was ist die InEK-Matrix und welchem Zweck dient sie?
- Warum ist auch im Controlling ambulant nicht gleich stationär?

5 Die Instrumente des Controllings

5.1 ABC-Analyse

Lernziele

In diesem Unterkapitel lernen Sie, …

- warum man in der Grundschule hätte besser aufpassen sollen als es um das ABC ging.
- wie man mit drei Buchstaben die Materialwirtschaft organisieren und priorisieren kann.
- wieso A-Güter teuer und wichtig sind.
- weshalb man nach der ganzen Rechnerei auch noch entscheiden muss.

5.1.1 Das Wesen der ABC-Analyse

Nicht selten besteht ein Hauptproblem betriebswirtschaftlicher Analysen im Controlling des Gesundheitsbetriebs darin, aus einer Vielzahl an Objekten diejenigen herauszufinden, die von besonderer Bedeutung sind. Sofern nicht der eigenen Intuition gefolgt wird, kann man recht schnell den Überblick verlieren.

Hierbei kann die ABC-Analyse helfen. Sie stellt ein Verfahren dar, bei dessen Nutzung die notwendigen Prioritätenentscheidungen getroffen werden können. Mit ihrer Hilfe sollen solche Objekte erkannt werden, die aufgrund ihres hohen wertmäßigen Anteils an einem Gesamtbedarf von besonderer Bedeutung sind. Es wird also nicht allein die Anzahl an Analyseobjekten für eine Priorisierungsentscheidung genutzt oder der sehr alleinige (meist hohe) Wert eines Gutes, sondern es wird aus beiden Informationen eine kombinierte Größe, der wertmäßige Anteil, gebildet.

Anhand eines sehr einfachen Beispiels soll dies zunächst verdeutlicht werden.
Wir betrachten die Abteilung Materialwirtschaft in einem Krankenhaus. Dort lagern zahlreiche Artikel, u. a. auch Einwegspritzen und Hüftimplantate. Für die Entscheidung, ob sich der Entscheider bei der Bestellabwicklung eher an der Anzahl oder am höheren Wert orientieren soll, erhalten wir die ergänzende Information, dass 10.000 Einwegspritzen zum Preis von jeweils 0,10 € sowie drei

Hüftimplantate zum Preis von jeweils 2.000 €, insgesamt also 7.000 €, betrachtet werden.

Unter dem Aspekt des Aufwands würde sich der Entscheider wahrscheinlich rein intuitiv für eine primäre Betrachtung der Hüftimplantate entscheiden. Um genau diese Entscheidung jedoch nicht intuitiv fällen zu müssen, gibt uns die ABC-Analyse die Möglichkeit, aus dem Produkt der Menge und des Objekteinzelwerts den sogenannten wertmäßigen Anteil zu ermitteln. Objekte, die hiernach einen höheren wertmäßigen Anteil besitzen, werden prioritär betrachtet, Objekte mit einem geringeren Anteil erst im Nachgang. Auf diese Weise ist es dem Entscheider möglich, seine Ressourcen (z. B. den Bestellaufwand, die Lagerkapazitäten, die Beobachtung von Melde- und Sicherheitsbestand) zu optimieren.

5.1.2 Die Vorgehensweise zur Durchführung der ABC-Analyse

Gerade bei größeren Analysebeständen hilft die ABC-Analyse, die Sortierung dieser Bestände, um beispielsweise das Bestellverhalten festzulegen. Im ersten Schritt wird der sogenannte Jahresbedarf, die Position aus dem Produkt des Einzelpreises und der Menge, ermittelt. Hierdurch erhält man artikelbezogen einen Jahresbedarf. Dieser jeweilige Jahresbedarf besitzt einen ebenfalls ausgewiesenen prozentualen Anteil am Gesamtbedarf der Materialwirtschaft.

Im nächsten Schritt werden die Jahresbedarfswerte in absteigender Reihenfolge sortiert und kumuliert. In einem dritten Schritt werden nun Eckwerte gebildet, mit deren Hilfe die absteigend sortierten Artikel dem A-, dem B- oder dem C-Artikelbereich zugeordnet werden. Eine besondere Bedeutung kommt hierbei der prozentualen Höhe der jeweiligen Artikelgruppen zu.

Folgt man den Aussagen der Literatur, so umfasst der Bereich der A-Artikel ca. 75–85 %, der Bereich der C-Artikel ca. 5 % und dem zufolge der verbleibende Bereich der B-Artikel 10–15 %.

Anhand des nachfolgenden Beispiels soll dies verdeutlicht werden.
Gegeben ist der Ausschnitt aus einem Lagerbestand der Materialwirtschaft in einem Operations (OP)-Zentrum. Die dort verfügbaren Artikel bewegen sich in der Bandbreite von Spritzen im Einzelwert von 0,30 € bis hin zu Hüftgelenken im jeweiligen Einzelwert von 1.000 €. Für jeden dieser Artikel liegt der entsprechende Stückpreis und der aktuelle Verbrauch vor. In unserem Beispiel ergibt sich sodann für das Produkt Hüftgelenk ein kumulierter Jahresbedarf von 500.000 €, was einem prozentualen Anteil in Höhe von 40 % entspricht. Auf diese Weise werden in absteigender Reihenfolge alle Artikel aufsummiert, sodass am Ende nach dem sechsten Artikel ein Gesamtwert von 100 % des Materialbestands erfasst ist (► Abb. 5.1).

Im vorliegenden Beispiel erreichen wir mit den ersten drei Artikeln in der Gruppe der A-Artikel einen kumulierten Gesamtanteil in Höhe von 80 %. Hierauf folgt der Bereich für die B-Artikel (14 %) und schließlich für die C-Artikel (6 %) (► Abb. 5.2).

Artikel	Stückpreis	Verbrauch	Jahresbedarf	Prozentanteil
Spritzen	0,30.-	250.000	75.000.-	6%
Linsen	300,00.-	1.000	300.000.-	24%
Katheter	500,00.-	400	200.000.-	16%
Skalpell	4,00.-	20.000	80.000.-	6%
Pflaster	1,00.-	100.000	100.000.-	8%
Hüftgelenk	1.000,00.-	500	500.000.-	40%
Summen		371.900	1.255.000.-	100%

Abb. 5.1: Beispiel einer ABC-Analyse (1)

Artikel	Jahresbedarf	Jahresbedarf kumuliert	Prozentanteil	Prozentanteil Kumuliert	
Hüftgelenk	500.000.-	500.000.-	40%	40%	
Linsen	300.000.-	800.000.-	24%	64%	A
Katheter	200.000.-	1.000.000.-	16%	80%	
Pflaster	100.000.-	1.100.000.-	8%	88%	B
Skalpell	80.000.-	1.180.000.-	6%	94%	
Spritzen	75.000.-	1.255.000.-	6%	100%	C
Summen	1.255.000.-	1.255.000.-	100%		

Abb. 5.2: Beispiel einer ABC-Analyse (2)

Es ist deutlich zu erkennen, dass mit nur wenigen Stücken an Material (hier: 1.900 von 371.900 Stücken) in den drei Materialgruppen (Hüftgelenk, Linsen, Katheter) bereits ein Wertanteil von 80 % erfasst wird bzw. sehr große Stückzahlen (z. B. 250.000 Spritzen – entspricht 67 % der Artikelstücke) kein Indiz für einen hohen Wertanteil sind. Diesen Erkenntnisgewinn liefert die ABC-Analyse für die Priorisierung der anstehenden Arbeiten und Analysen.

In der Literatur findet sich die sogenannte Lorenz-Kurve als Möglichkeit zur Darstellung der ABC-Analyse. Mit ihrer Hilfe kann verdeutlicht werden, dass gleichmäßig verteilte Anzahlen höchst unterschiedliche Werte (in unserem Fall Kosten) repräsentieren (► Abb. 5.3).

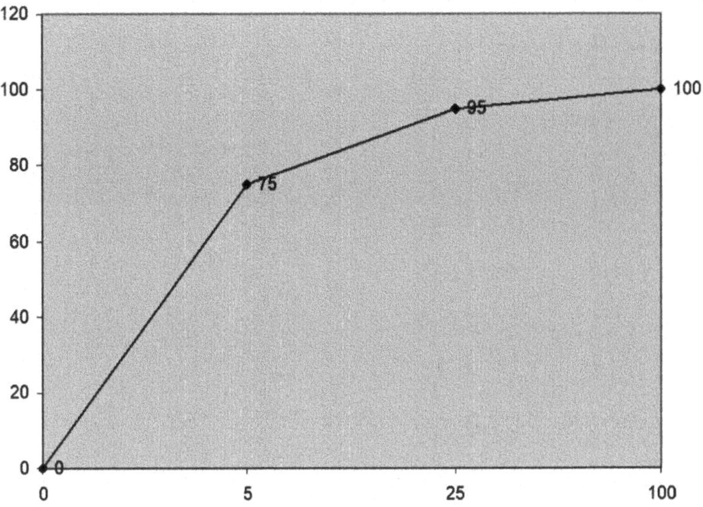

Abb. 5.3: Beispielhafte Lorenz-Kurve

Der klassischen Einteilung der A-, B- und C-Artikel folgend können daher zwei Merksätze formuliert werden:

1. Bereits mit wenigen Positionen (z. B. 5 %) bilden die A-Güter einen Großteil der Gesamtkosten (z. B. 75 %) ab.
2. Die darüber hinausgehenden Positionen (z. B. 95 %) an B- und C-Artikeln repräsentieren lediglich einen geringen Anteil der Gesamtkosten (z. B. 25 %).

5.1.3 Die Konsequenzen aus der Anwendung der ABC-Analyse

Auf Grundlage unserer Berechnungen können wir somit folgende Konsequenzen für die Bestell- und Lageraktivitäten in der Materialwirtschaft des Gesundheitsbetriebs ziehen (► Abb. 5.4).

Über das vorgestellte Beispiel hinaus bestehen für die Anwendung der ABC-Analyse weitere denkbare Möglichkeiten im Gesundheitsbetrieb. Beispielhaft sind hier die Priorisierung der Leistungen in der Labor-, Funktions- und Röntgendiagnostik oder die Mengenplanung der stationären Entgelte für die Budgetverhandlungen zu nennen. Darüber hinaus kann sie zur Ermittlung bzw. Priorisierung des Leistungsportfolios für Ambulante Operationen nach § 115 b SGB V oder der Leistungen im OP-Bereich genutzt werden. Schließlich wird sie häufig zur Priorisierung von Aufträgen beim Ausfall von Anlagen und Geräten oder dem Anfall von Reparaturen genutzt. Auch eine Betrachtung der Ausfallzeiten des Personals oder Forderungen und Verbindlichkeiten der Finanzbuchhaltung sind gebräuchlich.

A-Artikel	C-Artikel
• Markt-, Preis- und Kostenstrukturanalyse • Sorgfältige Bestellvorbereitung • Exakte Dispositionsverfahren • Laufende Bestandsführung und - überwachung • Genaue Festlegung der Sicherheits- und Meldebestände • Begrenzung von Abrufmengen	• Vereinfachte Bestellabwicklung (z. B. Sammelbestellungen) • Vereinfachte Lagerbuchführung • Vereinfachte Bestandsüberwachung und Disposition

B-Artikel werden normal bewirtschaftet

Abb. 5.4: Konsequenzen der ABC-Analyse

Reflexionsfragen

- Warum werden Artikel nach A-, B- und C-Artikeln eingeteilt?
- Was bedeuten diese Gruppen?
- Was würde passieren, wenn man nicht einteilen würde?
- In welchen Schritten verläuft die ABC-Analyse?
- Welche Konsequenzen lassen sich aus der Analyse ableiten?

5.2 Die XYZ-Analyse als Weiterentwicklung der ABC-Analyse

Lernziele

In diesem Unterkapitel lernen Sie, …

- warum die Guten nicht nur den Anfang des Alphabets, sondern auch sein Ende beachten sollten.
- warum der Controller und der Landwirt in Bezug auf deren Kernleistung von Vorhersagen abhängig sind.

- warum man nicht nur das Wetter voraussagen können sollte.
- warum Nachfrage mit Bestellen korrelieren sollte.
- dass Mathematik oft auch helfen kann.

5.2.1 Das Wesen der XYZ-Analyse

Auch wenn die ABC-Analyse bereits eine sehr komfortable Möglichkeit zur Priorisierung von Objekten im Gesundheitsbetrieb bietet, gibt sie keine Auskunft über eine mögliche Vorhersage der Verbräuche. Sie richtet ihren Blick eher in die Vergangenheit. Für Entscheidungen im Gesundheitsbetrieb sollte jedoch der Schwerpunkt auf künftigen Entscheidungssituationen liegen. Die ABC-Analyse erfährt daher eine Erweiterung in Form der XYZ-Analyse. Sie klassifiziert bereits priorisierte Datenbestände mit Hilfe des Verbrauchsverhaltens. Zu unterscheiden sind hiernach

- ein relativ konstanter Verbrauch,
- wiederkehrende Schwankungen im Verbrauch und
- ein völlig unregelmäßiger Verbrauch.

Hierauf aufbauend werden drei Dimensionen (X, Y, Z) gebildet.

Dimension X ist mit einem konstanten Verbrauch gleichzusetzen, der durch eine hohe Voraussagegenauigkeit gekennzeichnet ist.

Dimension Y verkörpert einen tendenziell steigenden oder fallenden Verbrauch mit einer mittleren Vorhersagegenauigkeit.

Dimension Z verdeutlich einen völlig unregelmäßigen Verbrauch mit einer niedrigen Vorhersagengenauigkeit.

Der Zusammenhang zwischen ABC- und XYZ-Analyse lässt sich mit Hilfe der nachfolgenden Tabelle verdeutlichen (► Abb. 5.5).

Während in der horizontalen Dimension der Verbrauchswert als ABC-Artikel abgebildet werden, erscheint in der vertikalen Dimension die Vorhersagegenauigkeit, verkörpert durch die Variablen X, Y und Z. An den Schnittpunkten der sich ergebenden neun Felder der Matrix erscheinen sämtliche mögliche Konstellationen, die aus der Kombination des Verbrauchswerts und des Vorhersagewerts entstehen können. Je nach Einschätzung des Entscheiders kann hierauf aufbauend eine Bestell- und Lagerhaltungsstrategie im Gesundheitsbetrieb abgeleitet werden. Beispielsweise könnte in dieser obigen Matrix die Kombination A/Z mit einem hohen Verbrauchswert und einem niedrigen Vorhersagewert einer besonderen Beobachtung unterliegen, da hier sehr hohe Verbrauchswerte mit einer sehr niedrigen Vorhersagegenauigkeit ein erhebliches Risiko darstellen können.

Verbrauchswert / Vorhersagegenauigkeit	A	B	C
X	hoher Verbrauchswert hoher Vorhersagewert	mittlerer Verbrauchswert hoher Vorhersagewert	niedriger Verbrauchswert hoher Vorhersagewert
Y	hoher Verbrauchswert mittlerer Vorhersagewert	mittlerer Verbrauchswert mittlerer Vorhersagewert	niedriger Verbrauchswert mittlerer Vorhersagewert
Z	hoher Verbrauchswert niedriger Vorhersagewert	mittlerer Verbrauchswert niedriger Vorhersagewert	niedriger Verbrauchswert niedriger Vorhersagewert

Abb. 5.5: Kombination von ABC-Analyse und XYZ-Analyse

5.2.2 Mathematische Umsetzung und Konsequenzen der XYZ-Analyse

Um eine sachgerechte Beschaffungsstrategie ableiten zu können, ist es notwendig, die Verbräuche mit Hilfe von Berechnungen oder Kennzahlen zu verdeutlichen. Mathematisch gesehen handelt es sich um die Abweichung von einem (vorhersehbaren) Trend, die wir mit Hilfe des Variationskoeffizienten analysieren.

Es gilt die Regel: Je unregelmäßiger der Materialeinsatz ist, desto höher ist der Variationskoeffizient.

Aus der nachfolgenden Abbildung ergeben sich somit drei mögliche Beschaffungsstrategien (▸ Abb. 5.6).

X
Y
Z
• Konstanter Verbrauch
• Sehr hohe Vorhersage-genauigkeit
• Langfristige Planbarkeit
• Schwankender Verbrauch
• Mittlere Vorhersage-genauigkeit
• Mittlere Planbarkeit
• Sehr unregelmäßiger Verbrauch
• Keine Vorhersage-genauigkeit
• Nicht planbar
Geringer Variationskoeffizient
Mittlerer Variationskoeffizient
Hoher Variationskoeffizient
Produktionssyn-chrone Beschaffung
Vorratsbeschaffung
Beschaffung im Bedarfsfall

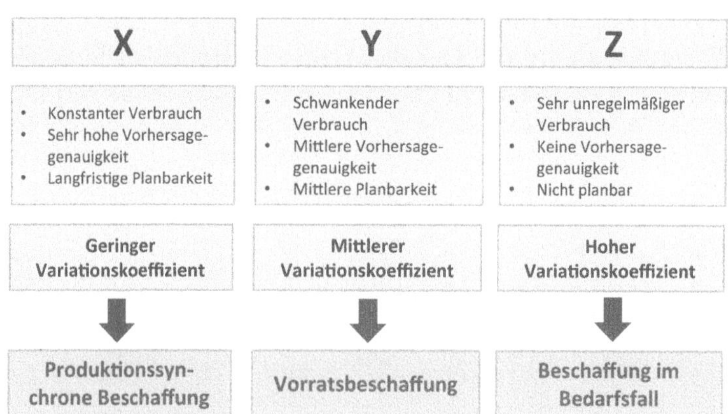

Abb. 5.6: Beschaffungsstrategien

Die Dimension X wird hiernach durch einen geringen Variationskoeffizienten verkörpert.

Der betrachtete Artikel besitzt einen konstanten Verbrauch mit hoher Vorhersagegenauigkeit und ist somit langfristig planbar. Er sollte daher Produktionssynchron beschafft werden.

Im Gegenzug hierbei stellt die Dimension Z einen sehr unregelmäßigen Verbrauch mit einer fast nicht erkennbaren Vorhersagegenauigkeit dar. Diese Artikelverbräuche sind fast nicht planbar und werden durch einen hohen Variationskoeffizienten verdeutlicht. Hieraus sollte eine Beschaffung im Bedarfsfall folgen.

$$\sigma = \sqrt{\frac{\sum_{i=1}^{n} (x_i - \bar{x})^2}{n}}$$

$$V = \frac{\sigma}{\bar{x}}$$

V Variationskoeffizient
σ Standardabweichung
$\bar{x}$ Arithmetischer Mittelwert

Auch die Betrachtung der XYZ-Analyse soll mit Hilfe eines Rechenbeispiels verdeutlichet werden.
In einem Krankenhaus werden die Verbräuche an OP-Abdecktüchern für ein Halbjahr betrachtet. Hierfür liegen die folgenden Mengen für Januar bis Juni vor (► Tab. 5.1).

Tab. 5.1: Beispiel XYZ-Analyse – Verbrauchswerte

Monat	Anzahl
Januar	1.000
Februar	750
März	1.050
April	900
Mai	1.000
Juni	1.200
Summe	5.900

In einem ersten Schritt wird der arithmetische Mittelwert aus den sechs Werten ermittelt. Er beträgt 983,33 (Stück).

$$\varnothing = \frac{5.900}{6} = 983{,}33$$

Hiernach wird der Abstand des jeweiligen Werts vom Mittelwert berechnet (▶ Tab. 5.2).

Tab. 5.2: Beispiel XYZ-Analyse – Mittelwertberechnungen

Monat	Anzahl	$\overline{x}$	$x - \overline{x}$
Januar	1.000	983,33	16,67
Februar	750	983,33	−233,33
März	1.050	983,33	66,67
April	900	983,33	−83,33
Mai	1.000	983,33	16,67
Juni	1.200	983,33	216,67
Summe	5.900		

Die entstehenden Differenzbeträge werden nun quadriert, um einerseits negative Werte zu eliminieren, damit es nicht zur Auslöschung von positiven und negativen Merkmalsträgern kommt. Andererseits hilft das Quadrieren der Werte dabei, besonders große Werte als deutlich große Differenz darzustellen bzw. kleine Werte als extrem kleine Werte abzubilden. Statistisch werden also die Abstände zum Mittelwert deutlicher voneinander getrennt (▶ Tab. 5.3).

Tab. 5.3: Beispiel XYZ-Analyse – Quadrierte Mittelwertsabstände

Monat	Anzahl	$\overline{x}$	$x - \overline{x}$	$(x_i - \overline{x})^2$
Januar	1.000	983,33	16,67	277,89
Februar	750	983,33	−233,33	54.442,89
März	1.050	983,33	66,67	4.444,89
April	900	983,33	−83,33	6.943,89
Mai	1.000	983,33	16,67	277,89
Juni	1.200	983,33	216,67	46.945,89
Summe	5.900			113.333,34

Wird die Summe der quadrierten Abstände (113.333,34) durch die Anzahl der Eingangswerte (in diesem Fall 6) geteilt und aus dem erhaltenen Ergebnis die Wurzel gezogen, ergibt sich die Standardabweichung. Sie beträgt im vorliegenden Beispiel 137,44.

$$\sigma = \sqrt{\frac{133.333{,}34}{6}} = \sqrt{18.888{,}89} = 137{,}44$$

Wird diese Standardabweichung schließlich ins Verhältnis zum arithmetischen Mittelwert gesetzt, so ergibt sich der Variationskoeffizient, im vorliegenden Fall beträgt er nach Rundung 0,14.

$$V = \frac{137{,}44}{983{,}33} = 0{,}14$$

Dieser Wert kann grundsätzlich als relativ kleiner Wert betrachtet werden, hieraus könnte die produktionssynchrone Beschaffung der betrachteten Artikel abgeleitet werden.

Allerdings birgt die Rechenmethodik an sich die Gefahr, mit nicht gerundeten Werten zu arbeiten. Dem geneigten Leser sei daher der Ratschlag gegeben, sämtliche Ergebniswerte aus Multiplikation, Division, Quadratur oder Wurzelziehen stets auf zwei Nachkommastellen zu runden und dann mit den gerundeten Werten weiter zu rechnen. Zu schnell führt eine Nutzung nicht gerundeter Werte nämlich zu erheblichen Abweichungen der Ergebnisse.

Darüber hinaus besitzt der ermittelte Variationskoeffizient keinen Aussagewert an sich. Er sollte stets in das Verhältnis zu anderen Variationskoeffizienten gesetzt werden. Diese Vergleichswerte erhält man beispielsweise mit Hilfe von Zeitvergleichen, Abteilungsvergleichen oder Betriebsvergleichen. In jedem Fall muss dem Entscheider klar sein, dass eine Veränderung des Variationskoeffizienten nicht das Ergebnis per se darstellt, sondern sich hieraus u. U. erhebliche Konsequenzen für die Beschaffung des Materials ergeben.

5.2.3 Bewertung der XYZ-Analyse

- Die XYZ-Analyse liefert mit einem relativ geringen mathematischen Aufwand ein passables Ergebnis. Idealerweise liegen sämtliche Eingangsinformationen in der Materialwirtschaft des Gesundheitsbetriebs vor.
- Durch eine langfristige Anwendung der XYZ-Analyse können Schwankungen bei der Ermittlung ausgeglichen und somit die Vorhersagegenauigkeit der Methodik verbessert werden.
- Allerdings verhält sich der Verbrauch im Gesundheitsbetrieb gerade aufgrund der Patientenbehandlungen selten gleichmäßig. Zudem können die Preise oder das Einkaufsverhalten durch Marktentwicklungen beeinflusst werden. Derartige Störgrößen berücksichtigt die XYZ-Analyse nicht.
- Schließlich gibt es – wie bei der ABC-Analyse – keine eindeutigen Vorgaben für die Definition der Klassengrenzen, so dass in der Regel ein Vergleichsverfahren mit anderen Perioden, anderen Betrieben oder sogar anderen Branchen notwendig ist.

Reflexionsfragen

- Worin liegt der Hauptvorteil der XYZ-Analyse?
- Was bedeuten die Dimensionen X, Y und Z?
- Welches mathematische Mittel wird zur Umsetzung der XYZ-Analyse verwendet?

- In welchen Teilschritten verläuft die Analyse?
- Welche Entscheidungen können aus der Analyse resultieren?

5.3 Die Nutzwertanalyse

Lernziele

In diesem Unterkapitel lernen Sie, …

- warum der Controller auch mal auf den Nutzen und seinen Wert achten sollte.
- warum es am Rhein nicht immer schön ist(, sondern manchmal auch in der Stadt).
- wie Mathematik dabei hilft, einen Krankenhausstandort zu finden.

Ein Instrument, das eher der Verdeutlichung und Erleichterung von Handlungsalternativen dient, ist die sogenannte Nutzwertanalyse. Sie kann beispielsweise verwendet werden, um Standortentscheidungen für den Betrieb von Gesundheitseinrichtungen zu fällen. Nicht selten hängt beispielsweise die Entscheidung für einen bestimmten Standort im städtischen Bereich oder im ländlichen Bereich von einer ganzen Reihe an Kriterien ab. Zu nennen sind beispielsweise die Lage in einer ruhigen Gegend, das Parkplatzangebot für Mitarbeiter und Angehörige, die Kosten der Beschaffung oder Anmietung der Immobilie oder die Wettbewerbssituation. Aufgrund der hohen Dimensionalität dieses Entscheidungsproblems kann die Nutzwertanalyse dazu dienen, sich Klarheit über die Entscheidungskriterien zu verschaffen und anhand dieser Kriterien eine Gewichtung der Kriterien zueinander und im Zusammenspiel zu finden. Als Ergebnis der Nutzwertanalyse erhält man den Nutzwert, der einen numerischen Wert für die jeweilige Entscheidungsalternative darstellt.

Anhand des nachfolgenden Beispiels soll auch diese Herangehensweise erläutert werden (► Abb. 5.7).
Ein Träger mehrerer Pflegeeinrichtungen denkt darüber nach, ob er nicht ein weiteres Pflegeheim einrichten soll. Es existieren zwei alternative Standorte und die Auswahl des künftigen Standorts soll mit Hilfe der Nutzwertanalyse erfolgen. Während Standort A sich im Stadtgebiet von Wiesbaden befindet, liegt Standort B im eher ländlich geprägten Rheingau. In einem ersten Schritt legt der Entscheider die Kriterien für die Standortwahl fest, die für ihn von Interesse sind. Exemplarisch wurden diese eingeteilt nach Kriterien des Standorts, der Kosten und der Gewinndeterminante.

In einem zweiten Schritt werden die gewählten Kriterien zueinander ins Verhältnis gesetzt, also gewichtet. So erhält beispielsweise die Lage in einer ruhigen

Gegend 8 % (ausgedrückt durch den Wert 8) oder das Fachkräfteangebot 20 % (ausgedrückt durch den Wert 20) der Gesamtsumme.

In einem nächsten Schritt vergibt der Entscheidende Punktwerte für die Ausprägung des jeweiligen Kriteriums bei beiden Alternativen. So vergibt im vorliegenden Fall der Entscheidende für die Lage in einer ruhigen Gegend am Standort A 5/10 Punkten, am Standort B 7/10 Punkten. Dies bedeutet, dass der Entscheider die Ruhe als positives Item betrachtet und demzufolge die eher ländliche Lage im Rheingau mit einem höheren Wert versieht.

Auf diese Weise werden sämtliche Kriterien auf einer Skala zwischen 1–10 gewichtet.

Im letzten Schritt schließlich werden die vergebenen Punktwerte des Standortes A bzw. B mit dem Gewichtungsfaktor aus der zweiten Spalte multipliziert. Diese Gewichtung wird je Alternative aufsummiert, sodass sich für den Standort A ein Gesamtwert von 475, für den Standort B ein Gesamtwert von 555 ergibt.

Im vorliegenden Beispiel ergebe die Nutzwertanalyse eine klare Priorität für den Standort B.

Wenn die Nutzwertanalyse auch auf recht einfachen mathematischen Grundlagen basiert, so ist sie dennoch in der Lage, die Entscheidungen für eine Alternative relativ zueinander zu gewichten.

		Standort A		Standort B	
Kriterium	Gewichtung	Punktwert	gewichtet	Punktwert	gewichtet
Standort					
Lage in einer ruhigen Gegend	**8**	**5**	40	**7**	56
Nähe von Geschäften	**4**	**6**	24	**3**	12
Parkplatzangebot	**8**	**3**	24	**6**	48
Kosten					
Beschaffungs-/Mietkosten	**10**	**5**	50	**7**	70
Betriebskosten	**10**	**7**	70	**4**	40
Marketing	**5**	**5**	25	**3**	15
Gewinndeterminanten					
Wettbewerbssituation	**15**	**2**	30	**6**	90
Annahme durch Klienten	**12**	**8**	96	**5**	60
Annahme durch Angehörige	**8**	**7**	56	**3**	24
Fachkräfteangebot	**20**	**3**	60	**7**	140
Summe	100		475		555

Abb. 5.7: Beispiel für eine Nutzwertanalyse

Reflexionsfragen

- Was ist der Nutzwert und warum ist er interessant für Entscheider im Gesundheitswesen?
- Wie erfolgt die Analyse des Nutzwerts?
- Welche Konsequenzen können hierdurch abgeleitet werden?

5.4 Die Portfolioanalyse

Lernziele

In diesem Unterkapitel lernen Sie, ...

- warum ein prall gefühltes Portfolio gut für die Strategie ist.
- was Kühe und Hunde mit Strategie zu tun haben.
- wieso Marktanteil und Wachstum über die Zukunft des Gesundheitsbetriebs entscheiden können.
- warum selbst im stark regulierten Gesundheitswesen eine Bearbeitung des Marktes sinnvoll sein kann.

5.4.1 Die Portfolioanalyse als Mittel der Strategiefindung

Für strategische Entscheidungen kann es sehr wichtig sein, die Zusammensetzung der eigenen angebotenen Produkte und Dienstleistungen im Gesundheitsbetrieb genauer zu betrachten. Diese Mischung bezeichnet man auch als Portfolio des Unternehmens. Die Kernaussage des Portfolios besteht in der Beantwortung der Frage, mit welcher Kombination aus Produkten oder Dienstleistungen das Unternehmen unter Berücksichtigung von Marktwachstum und Marktanteil überlebensfähig ist.

5.4.2 Definition und Ziel des Portfolios

Der Begriff des Portfolios setzt sich aus zwei lateinischen Begriffen zusammen. Lateinisch »portare« (= tragen) und »folium« (= Blatt) bedeutet im eigentlichen Sinne die Zusammensetzung von Objekten eines bestimmten Typs. So wie Kinder in einer Kindertagesstätte, die anhand des Portfolios bzw. der Portfoliomappe eine Mischung ihrer erworbenen Kenntnisse und Fertigkeiten darstellen, versucht der Gesundheitsbetrieb anhand seines Portfolios strategische Entscheidungen vorzubereiten.

Die ursprüngliche Bedeutung des Portfolios kommt aus dem Mittelalter. Die Wertpapierhändler dieser Zeit hatten eine Tasche, in die sie Ihre Wertpapiere (die Schuldverschreibungen ihrer Kunden) einsortierten. Diese Portfoliomappe stellte also Wertbriefe seines Trägers dar.

In der modernen Betriebswirtschaftslehre wird das Portfolio dafür genutzt, eine Matrix für das Unternehmen zu entwickeln, aus der einerseits Faktoren, die das Unternehmen direkt beeinflussen kann, und andererseits solche, die das Unternehmen nur indirekt beeinflussen kann, abgebildet werden. Das Unternehmen kann das Angebot seiner Produkte beeinflussen, aber nicht die Bewegung des Marktes.

Das Ziel besteht also darin, die Objekte (Produkte oder Dienstleistung) darzustellen, die das Unternehmen entweder aktuell anbietet (Ist-Portfolio) oder in der Zukunft anstrebt (Ziel-Portfolio).

5.4.3 Der Aufbau

Die bekannteste Form des Portfolios bildet das Marktwachstum-Marktanteil-Portfolio der Boston-Consulting-Group. In ihm erfolgt eine zweidimensionale Darstellung einerseits des Marktwachstums, andererseits des (relativen) Marktanteils der einzelnen Produkte (► Abb. 5.8).

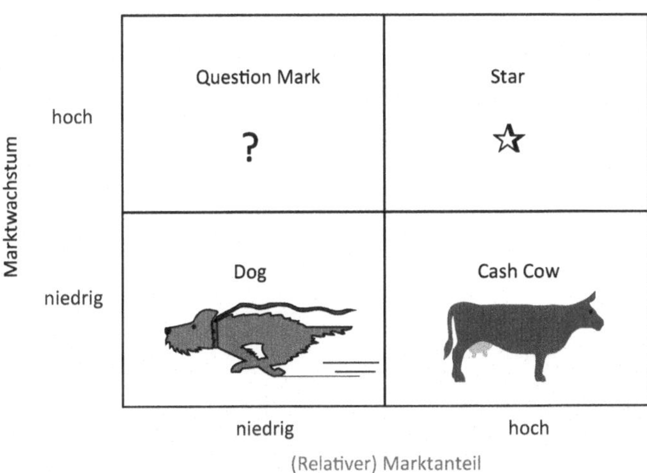

Abb. 5.8: Marktwachstum-Marktanteil-Portfolio der Boston-Consulting-Group

Je nach dem Standpunkt des Produktes innerhalb der Portfoliomatrix erfolgt die Bezeichnung der Produkte. Unterschieden werden Stars, Cash Cows, Question Marks und Dogs (► Abb. 5.9–5.12).

Abb. 5.9: Star

Stars:

- Besitzen ein überdurchschnittliches Marktwachstum.
- Haben das Potenzial zu dominierender Marktposition.
- Beanspruchen sehr große finanzielle Ressourcen.
- Erwirtschaften in der Zeit des starken Wachstums kaum Finanzmittelüberschüsse.
- Bilden die Geschäfte der Zukunft.
- Erfordern eine hohe Reinvestitionsrate der erwirtschafteten Finanzmittel.

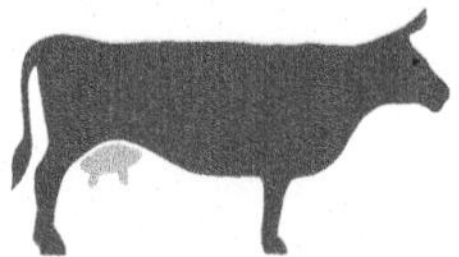

Abb. 5.10: Cash Cow

Cash Cows:

- Besitzen eine gute Marktposition.
- Liefern Finanzüberschüsse für Nachwuchsprodukte und Stars.
- Sichern kurzfristig den Unternehmenserfolg.
- Benötigen Investitionen nur zur Absicherung.
- Bilden sich primär auf kaum wachsenden/stagnierenden Märkten.

Abb. 5.11: Question Mark

Question Marks:

- Besitzen nur einen relativ geringen Marktanteil.
- Haben ein hohes Wachstum.
- Befinden sich in einer ambivalenten Position:
  - Risiko: Wegen des starken Wachstums besteht ein hoher Finanzmittelbedarf ohne Finanzmittelüberschüsse.
  - Chance: Bieten die Möglichkeit zur Erhöhung des Marktanteils.

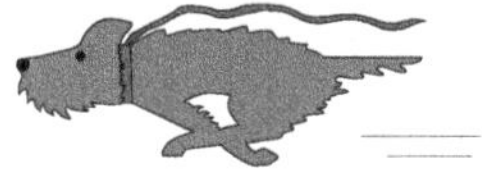

Abb. 5.12: Dog

Dogs:

- Haben sowohl ein niedriges Marktwachstumspotenzial als auch einen niedrigen Marktanteil.
- Können nur durch unverhältnismäßig hohen Aufwand von ihrer Position auf andere gebracht werden.
- Liefern kaum/keine Finanzmittelüberschüsse.

Über die eigentliche Position des Produktes oder der Dienstleistung innerhalb der Portfoliomatrix kann es sich als sinnvoll erweisen, die einzelnen Produkte, beispielsweise im Sinne der Umsatzdarstellung, zu kennzeichnen. Dies kann mit Hilfe von Umsatzkreisen erfolgen, bei denen ein Kreis mit einem größeren Radius einen höheren Umsatz, ein Kreis mit einem kleineren Radius einen geringeren Umsatz darstellt (► Abb. 5.13).

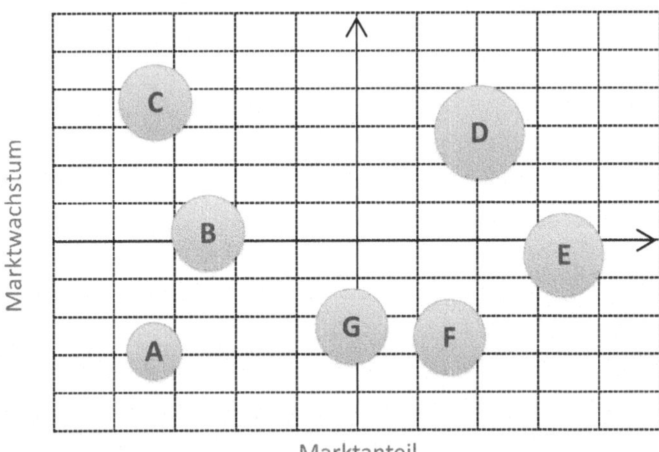

Abb. 5.13: Beispiel eines Leistungsportfolios

5.4.4 Beispiel zur Verdeutlichung

Doch nicht allein die rein optische Darstellung innerhalb einer Portfoliomatrix kann sinnvoll für die Zwecke des Gesundheitsbetriebs sein. Darüber hinaus besteht die Möglichkeit, beispielsweise anhand gegebener Umsatz- und Marktanteils-Werte, die Position der einzelnen Produkte zu ermitteln. Dies soll anhand des nachfolgenden Beispiels verdeutlicht werden.

Ein privat geführtes Medizinisches Versorgungszentrum der Augenheilkunde hat im Basisjahr einen Gesamtumsatz von 5.300.000 €, der sich auf 3.800.000 € bei Laseroperationen und 1.500.000 € bei Kontaktlinsen beläuft. Nach Meinung eines Forschungsinstituts könnte der Gesamtumsatz des Marktes im Folgejahr 40.000.000 € bei Laseroperationen und 5.000.000 € bei Kontaktlinsen betragen. Das Marktwachstum wird mit 10 % für die Laseroperationen und 15 % für die Kontaktlinsen geschätzt. Darüber hinaus ist bekannt, dass die zwei größten Wettbewerber bei den Laseroperationen 15.000.000 € Umsatz und die vier größten Wettbewerber bei den Kontaktlinsen zusammen 2.800.000 € Umsatz erzielten.

Bei der Ermittlung des absoluten und des relativen Marktanteils gehen wir zweistufig vor. Zunächst ermitteln wir die absoluten Marktanteile des Medizinischen Versorgungszentrums für die Laseroperationen und die Kontaktlinsen.

$$\text{Marktanteil} = \frac{\text{Eigener Umsatz}}{\text{Gesamtumsatz am Markt}} * 100$$

$$\text{Marktanteil (Laseroperationen)} = \frac{3.800.000\ €}{40.000.000\ €} * 100 = 9{,}5\ \%$$

$$\text{Marktanteil (Kontaktlinsen)} = \frac{1.500.000\ €}{5.000.000\ €} * 100 = 30{,}0\ \%$$

Die Marktanteile der Wettbewerber ermitteln wir mit Hilfe der folgenden Nebenrechnungen:

$$\begin{array}{l}\text{Marktanteil Wettbewerb}\\ \text{(Laseroperationen)}\end{array} = \frac{15.000.000\ €}{40.000.000\ €} * 100 = 37{,}5\ \%$$

$$\text{Marktanteil Wettbewerb (Kontaktlinsen)} = \frac{2.800.000\ €}{5.000.000\ €} * 100 = 56{,}0\ \%$$

Hieran schließt sich die Ermittlung der relativen Marktanteile für die vorgenannten Leistungen an:

$$\text{Relativer Marktanteil} = \frac{\text{Absoluter Marktanteil}}{\begin{array}{l}\text{Absoluter Marktanteil des/}\\ \text{der größten Wettbewerber}\end{array}} * 100$$

$$\text{Relativer Marktanteil (Laseroperationen)} = \frac{9{,}5\ \%}{37{,}5\ \%} * 100 = 25{,}3\ \%$$

$$\text{Relativer Marktanteil (Kontaktlinsen)} = \frac{30{,}0\ \%}{56{,}0\ \%} * 100 = 53{,}6\ \%$$

Schließlich können wir die Ergebnisse in einer Vier-Felder-Matrix darstellen (► Abb. 5.14).

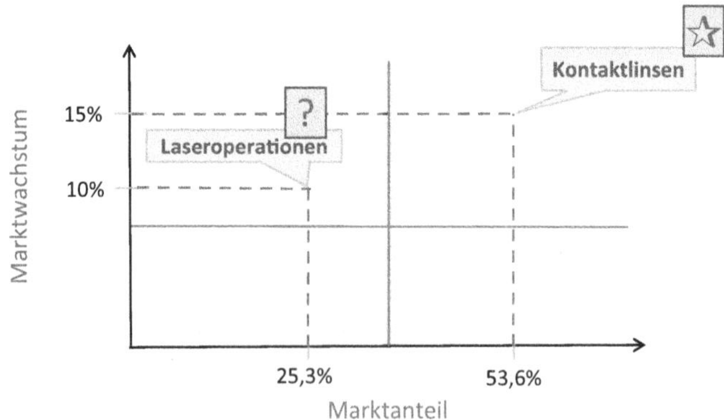

Abb. 5.14: Lösung Portfolio-Analyse grafische Darstellung

Reflexionsfragen

- Was ist ein Portfolio und woher kommt es ursprünglich?
- Wer hat die Portfolio-Matrix erstmalig eingesetzt und wie ist sie aufgebaut?
- Welches Ziel verfolgt sie?
- Aus welchen Elementen setzt sie sich zusammen?

5.5 Der Erfahrungskurveneffekt

Lernziele

In diesem Unterkapitel lernen Sie, ...

- warum Erfahrungen für Kinder und für Unternehmen wichtig sind.
- was eine Unternehmensberatung aus Boston im Jahr 1966 herausfand.
- warum die Menge bei steigender Erfahrung u. U. abnimmt und das für den Controller sogar gut sein kann.
- wieso Modelle u. U. nicht nur bei der Wettervorhersage falsch liegen.

5.5.1 Die Grundlagen aus der Lernforschung

In der Lernforschung geht man davon aus, dass Individuen im Zeitablauf lernen und hierdurch Rationalisierungseffekte beim Lernen freigesetzt werden können. Dieser Effekt wird als Erfahrungskurveneffekt bezeichnet und kann auch auf den Gesundheitsbetrieb übertragen werden. Bereits im Jahr 1966 formulierte die Boston-Consulting-Group eine Gesetzmäßigkeit, nach der ein Zusammenhang zwischen den Stückkosten und der kumulierten Beschäftigung eines Produktes besteht. Im Kern wird hierbei davon ausgegangen, dass eine Verdopplung der Beschäftigung im Zeitablauf zu einem Rückgang der Stückkosten führt.

Allerdings werden derartige Kostensenkungspotentiale nicht automatisch gehoben, sie müssen vielmehr aktiv durch das Unternehmen realisiert werden.

5.5.2 Der Aufbau der Erfahrungskurve

Der Aufbau der Erfahrungskurve folgt der nachfolgenden Abbildung (► Abb. 5.15).

Wie bereits erwähnt werden die Stückkosten eines Produktes ins Verhältnis zur produzierten Menge gesetzt.

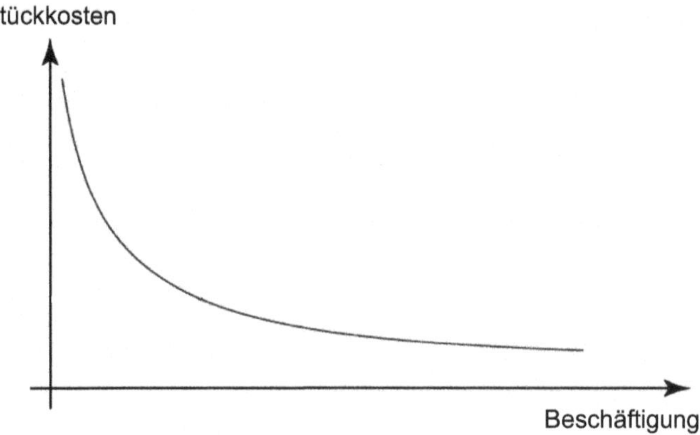

Abb. 5.15: Erfahrungskurve

Wenn das Erfahrungskurvenkonzept auch noch aus mehreren Teilaspekten besteht, so ist die oben abgebildete Darstellung die bekannteste.

Sie folgt der mathematischen Darstellung einer Hyperbel mit der Zuordnungsvorschrift:

$$k(x) = \frac{1}{x}$$

Nach dieser Zuordnungsvorschrift fällt der Ergebniswert mit steigendem X-Wert.

5.5.3 Voraussetzungen zur Anwendung der Erfahrungskurve

An die Anwendung der Erfahrungskurve werden Voraussetzungen gestellt.

- Es wir zunächst unterstellt, dass eine periodenübergreifende Betrachtung der Produktion erfolgt. Dies bedeutet, dass ein solcher Effekt erst über einen längeren Zeitraum hinaus realisiert werden kann.
- Darüber hinaus wird davon ausgegangen, dass ein exakt abgrenzbares Produkt betrachtet wird. Eventuelle Vermischungen mit anderen Produkten (z. B. im Rahmen einer Kuppelproduktion) stören den Effekt.
- Wie bereits erwähnt muss das Unternehmen die Vorteile aus dem Erfahrungskurveneffekt aktiv realisieren und hierzu gezielt handeln. Es besteht somit kein Automatismus zur erfolgreichen Umsetzung.
- Sowohl die Absatzmenge als auch die Produktionskapazitäten werden in dieser modellhaften Betrachtung als unbegrenzt vorausgesetzt.

Nur bei Vorliegen dieser Voraussetzungen kann von einem idealtypischen Verlauf der Erfahrungskurve ausgegangen werden.

5.5.4 Die Ursachen des Erfahrungskurveneffekts

Die Ursachen des Erfahrungsursacheneffekts basieren im Wesentlichen auf dem Lerneffekt. Dieser Lerneffekt ergibt sich aus der Lernfähigkeit einer Organisation, in der beispielsweise durch Routineverhalten Zeiten effizienter eingesetzt und geringere Ausschussquoten erzielt werden.

Darüber hinaus führt der technische Fortschritt zu einem Ersparnis an Ressourcen. Verhält sich das Unternehmen in Bezug auf den Ressourceneinsatz effizienter, werden Rationalisierungspotenziale freigesetzt. In Bezug auf die kostenrechnerische Betrachtung können der Fixkostendegressionseffekt und der Betriebsgrößeneffekt genannt werden.

In diesem Zusammenhang ist darauf hinzuweisen, dass der Lerneffekt nicht mit dem Erfahrungskurveneffekt gleichgesetzt werden darf. Während der Lerneffekt einen Zusammenhang zwischen kumulierter Fertigungsmenge und der Zeit herstellt, setzt der Erfahrungskurveneffekt die kumulierte Fertigungsmenge und die Fertigungskosten in Beziehung.

5.5.5 Die Kritik an der Erfahrungskurve

Während es möglich ist, den monetären Effekt der Erfahrungskurve zu berechnen, kann nur schwer eine objektive Aussage über die zeitliche Dimension formuliert werden. Je nach Eingangsgrößen und Aufbau des Gesundheitsbetriebs unterscheiden sich die Zeiträume für die Verdopplung der Menge und die Senkung der Stückkosten. Im Gesundheitswesen wird bei der Einführung von Mindestmengenregelungen (z. B. für die Erbringung von Hüftprothesen) unterstellt, dass der Lernkurveneffekt Anwendung finden kann.

Da die Verdopplung der Produktion u. U. auch einen Bedarf an Investitionen nach sich zieht, ist flankierend zu berücksichtigen, wie lange die Geldbeschaffung bzw. die unternehmerische Freisetzung von finanziellen Ressourcen (z. B. durch den Verkauf von Wirtschaftsgütern) dauert. Schließlich macht die Verdopplung einer Menge nur dann Sinn, wenn eine entsprechende Nachfrage nach derartigen Gesundheitsleistungen existiert. Aufgrund der nicht rein marktwirtschaftlichen Ausrichtung des Gesundheitsmarktes sind die Berücksichtigung der Wettbewerbssituation natürliche Grenzen gesetzt. Es kann weder davon ausgegangen werden, dass die Nachfrage sich allein aus dem Mechanismus der Preisabsatzfunktion ergibt, noch, dass allein eine planerische Vorgabe von Seiten staatlicher Behörden existiert. Würde man einen Wirtschaftsbetrieb außerhalb des Gesundheitswesens betrachten, könnte dieser u. U. auf Lager produzieren, was eine Behinderung des Erfahrungskurveneffektes bedeuten würde. Da im Gesundheitswesen das sogenannte Uno-Actu-Prinzip vorherrscht, bei dem die Gesundheitsleistung grundsätzlich nur in Anwesenheit des zu behandelnden Patienten erbracht werden kann, sind Aussagen zum Erfahrungskurveneffekt im Gesundheitswesen eher problematisch. Für den Fall, dass bei einzelnen Gesundheitsprodukten (z. B. bei der Herstellung von Arzneimitteln) eine über den Bedarf hinausgehende Produktion erfolgte, würde dies den Effekt stören und der Liquidität des Unternehmens schaden, da das Kapital auf unbestimmte Zeit gebunden wäre. Es zeigt sich also, dass der Lernkurveneffekt im Gesundheitsbetrieb eine eher modelltheoretische Betrachtung darstellt, die primär einen visualisierenden Effekt in Bezug auf die Wirtschaftlichkeit einzelner Produkte oder Produktgruppen ermöglicht.

Reflexionsfragen

- Auf welchen theoretischen Überlegungen basiert die Erfahrungskurve?
- Welche Annahme leitet die Boston-Consulting-Group aus ihr ab?
- Warum kommt es überhaupt zu diesem Effekt?
- Welche Voraussetzungen werden an ihre erfolgreiche Anwendung formuliert?
- Welche Argumente könnten Kritiker des Verfahrens formulieren?

5.6 Die Festlegung der optimalen Losgröße

Lernziele

In diesem Unterkapitel lernen Sie, …

- warum Kosten ein Gleichwicht brauchen und losfix oder auflagenproportional verlaufen.
- wie eine Formel die Produktionsmengen bestimmt.
- warum Mathematik für das Controlling noch immer wichtig ist.
- wieso ein deutscher Ingenieur mit nur einer Formel dem Controller bei der optimalen Größe eines Loses hilft.

5.6.1 Die Suche nach dem Gleichgewicht der Kosten

Bisher richteten sich die Betrachtungen zur Kalkulation und Steuerung der Leistungen im Gesundheitsbetrieb primär auf die Erstellung der Leistung. Hierbei wurde ein möglicher Absatz auf dem Gesundheitsmarkt weitestgehend unberücksichtigt gelassen. Eine derartige Vorgehensweise ist jedoch realitätsfern, wenn man allein davon ausgeht, dass Kunden in einem Käufermarkt Kaufprioritäten setzten. Das Unternehmen hat dann das Risiko, das nicht alle produzierten Produkte sofort abgesetzt werden können. Der im vorherigen Kapitel besprochene Erfahrungskurveneffekt, mit der Folge einer Steigerung der Produktionsmenge, kann dann u. U. durch den Anstieg von Lagerhaltungskosten relativiert werden. Das Unternehmen muss daher versuchen, ein Gleichgewicht zwischen den Kosten der Produktion (in Bezug auf die Herstellung) und den Kosten der Lagerung zu erreichen. Dieses Ziel verfolgt die Festlegung der optimalen Losgröße. Betrachtet werden hierbei u. a. Rüstkosten, Zinskosten und Lagerhaltungskosten. Der aufzulösende Zielkonflikt besteht darin, sogenannte losfixe und auflagenproportionale Kosten in ein Gleichgewicht zu bringen. Dies ist insbesondere bei wertvollen Produkten (A-Güter) von Interesse.

5.6.2 Die Unterscheidung in losfixe und auflagenproportionale Kosten

Bei der Betrachtung der optimalen Losgröße ist zu unterscheiden nach losfixen und auflagenproportionalen Kosten.

Losfixe Kosten entstehen beispielsweise durch den Wechsel oder die Neueinrichtung einer Produktionsanlage. Dem Konzept der Erfahrungskurve folgend nehmen losfixe Kosten grundsätzlich bei steigender Beschäftigung ab (► Abb. 5.16).

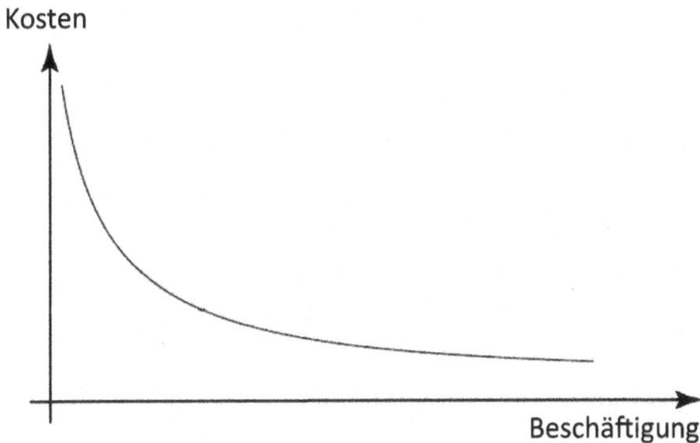

Abb. 5.16: Funktion der losfixen Kosten

Im Gesundheitswesen betrifft das beispielsweise die Nutzung eines Operationssaales.

Hier entstehen losfixe Kosten durch das Personal, das die Operation durchführt, oder die vor- und nachlaufenden Wechselzeiten zur Aufbereitung des Operationssaals.

Dem gegenüber entstehen sogenannte auflagenproportionale Kosten durch die Lagerung der Leistungen. Sie steigen mit der Beschäftigung.

Der oben beschriebene Unterschied zwischen losfixen und auflagenproportionalen Kosten ist in der folgenden Abbildung (► Abb. 5.17) grafisch aufbereitet.

Im Gesundheitswesen entstehen auflagenproportionale Kosten beispielsweise bei der Produktion von Arzneimitteln oder medizinischen Gütern, sofern diese nach der Produktion nicht direkt abgesetzt, sondern gelagert werden.

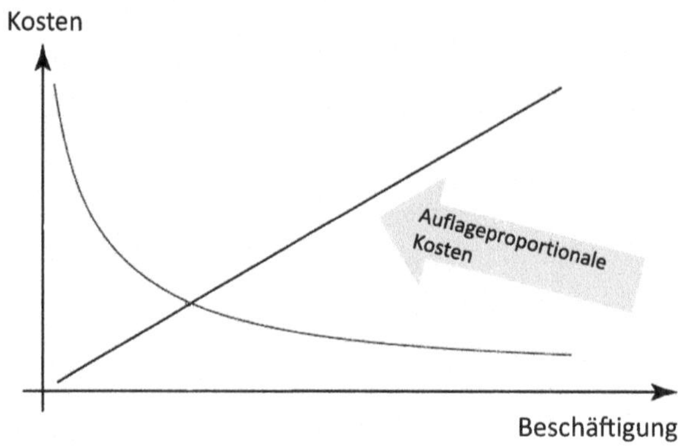

Abb. 5.17: Funktion der auflageproportionalen Kosten

Zu den auflagenproportionalen Kosten gehören daher allgemein u. a. folgende Bereiche:

- Miete des Lagers
- Zinsen des »ruhenden Kapitals«
- Wagniskosten (z. B. durch Diebstahl)
- Energiekosten der Lagerung
- Personalkosten im Lager
- Versicherungskosten der Lagerung

5.6.3 Die Andler'sche Losgrößenformel als Lösung eines Zielkonflikts

Bei der parallelen Betrachtung der losfixen und der auflagenproportionalen Kosten entsteht für den Gesundheitsbetrieb ein Zielkonflikt. In Bezug auf die losfixen Kosten ist die Produktion großer Mengen sinnvoll. Große Mengen führen jedoch zu hohen auflagenproportionalen Kosten, da die Güter u. U. gelagert werden müssen.

Das Ziel der optimalen Losgröße besteht also darin, eine Minimierung der losfixen und zugleich der auflagenproportionalen Kosten zu erreichen.

Dieser hochkomplexe Zusammenhang soll zunächst anhand einer Abbildung (► Abb. 5.18) verdeutlicht werden.

Die asymptotisch fallende Funktion stellt den Verlauf der losfixen Kosten dar. Wie bereits erläutert verläuft sie degressiv.

Die proportional ansteigende Funktion stellt den Verlauf der auflagenproportionalen Kosten dar, die grundsätzlich einen zur Beschäftigung proportionalen Verlauf nimmt.

Entgegen bisheriger kostenrechnerischer Betrachtungen findet sich die Lösung des Zielkonfliktes nicht in der Ermittlung des Schnittpunkts beider Funktionen, da an diesem Punkt lediglich die Beschäftigung bestimmt würde, bei der die Kosten der losfixen und der auflagenproportionalen Beschäftigung die gleiche Höhe haben.

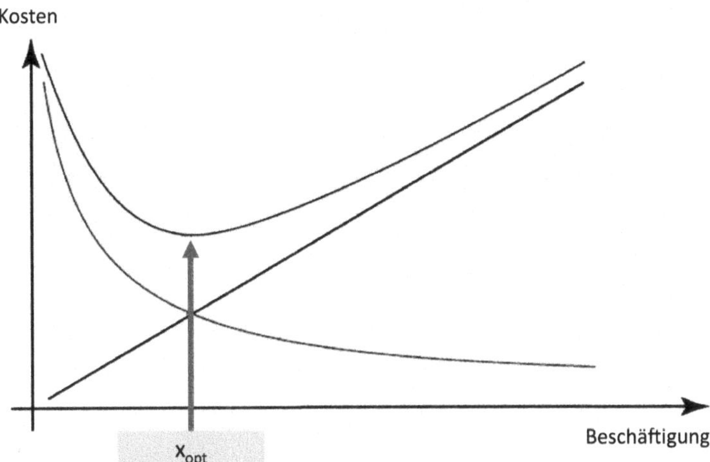

Abb. 5.18: Funktion der losfixen und auflageproportionalen Kosten

Aufgrund der Kombination der Gesamtkosten aus losfixen und auflagenproportionalen Kosten geht es vielmehr darum, die Beschäftigung zu finden, bei der die *resultierenden* Gesamtkosten ein Minimum erreichen. Die über beiden Ausgangsfunktionen liegende Funktion stellt daher den Verlauf der durch additive Verbindung entstehenden Gesamtkosten dar. Es zeigt sich, dass diese Funktion ein Minimum besitzt. Der X-Wert dieses Minimums ist die gesuchte (optimale) Produktionsmenge.

Rechnerisch kann für die Lösung die sogenannte Andler'sche Losgrößenformel genutzt werden. (Diese Losgrößenformel wurde nach dem deutschen Ingenieur Kurt Andler benannt, der bereits im Jahre 1929 den Zusammenhang der Losgröße in Bezug auf die Kosten erkannte und darstellte.)

Der Aufbau der Andler'schen Losgrößenformel zur Ermittlung der optimalen Losgröße ergibt sich aus folgender Formel:

$$\text{Optimale Losgröße} = \sqrt{\frac{2 * M * K_{los}}{k * (i + l)}}$$

M Menge
K_{los} losfixe Kosten
k auflageproportionale Stückkosten
i Zinssatz
l Lagerkostensatz

Hieraus kann durch mathematische Umformung auch die Anzahl der optimalen Bestellungen ermittelt werden:

$$\text{Optimale Anzahl Bestellungen} = \sqrt{\frac{M * k * (i + l)}{2 * K_{los}}}$$

5.6.4 Beispiel zur Verdeutlichung

Anhand des nachfolgenden Beispiels soll die Aussage der Andler'schen Losgrößenformel verdeutlicht werden.
Ein Hersteller von Medizinprodukten erhält den Auftrag, 200.000 Stück eines Medizinproduktes herzustellen. Hierbei kalkuliert er losfixe Kosten in Höhe von 1.500 € und auflagenproportionale Kosten (Stückkosten) in Höhe von 50 €.

Ihm ist bekannt, dass der Zinssatz für das Kapital bei 5 % liegt und der Zinssatz für die Lagerhaltung mit 5 % unterstellt wird.

Hieraus ergibt sich folgender Aufbau für die Andler'sche Losgrößenformel:

$$\text{Optimale Losgröße} = \sqrt{\frac{2 * 200.000 * 1.500}{50 * (0{,}05 + 0{,}05)}} = 10.955\ ger.$$

Die optimale Losgröße für den Hersteller des Medizinproduktes liegt daher bei rund 11.000 Stücken des Produktes. Bei dieser Stückzahl ist die Kombination aus losfixen und auflagenproportionalen Kosten optimal für den Betrieb.

Die Ermittlung der Anzahl optimaler Bestellungen kann entweder durch Anwendung der o. g. Formel oder durch simple Division des Gesamtauftrags (200.000 Stück) durch die optimale Losgröße erfolgen.

Die Anzahl optimaler Bestellungen liegt bei ca. 18 Bestellungen (sogenannte Lose).

$$\begin{array}{l}\text{Optimale Anzahl}\\ \text{Bestellungen}\end{array} = \sqrt{\frac{200.000 * 50 * (0{,}05 + 0{,}05)}{2 * 1.500}} = 18{,}26\ ger.$$

Der Medizinproduktehersteller muss also insgesamt 18 Mal die Produktionskapazitäten auf- bzw. umrüsten, um den Gesamtauftrag von 200.000 Stück zu realisieren.

5.6.5 Die Voraussetzung für die Anwendung der Andler'schen Losgrößenformel

Betrachtet man abschließend die Voraussetzungen für die Anwendung der Andler'schen Losgrößenformel, so erkennt man rasch, dass auch sie in Teilen auf einer modellhaften Analyse basiert.

Es ist davon auszugehen, dass die Lagerentnahmen stetig erfolgen und der Jahresbedarf bekannt und konstant ist (d. h. es bestehen keine saisonalen Schwankungen des Absatzes). Auch die Lagerkosten sind konstant. Zudem bestehen keine Begrenzungen für die Lagerkapazitäten, die finanziellen Mittel, Fertigungskapazitäten oder die Liefermöglichkeiten der Rohstoffe.

Ähnlich wie beim bekannten Homo Oeconomicus dient diese Formel somit eher einer groben Orientierung des Anwenders.

Reflexionsfragen

- Warum ist es sinnvoll eine optimale Losgröße zu definieren?
- Was bedeutet der Begriff losfix, was bedeutet der Begriff auflagenproportional? Welche Beispiele können hier genannt werden?
- Wie wird die optimale Losgröße methodisch ermittelt und graphisch dargestellt?
- Welche Voraussetzungen werden an die Anwendung der Formel gestellt?

5.7 Der Soll-Ist-Vergleich

Lernziele

In diesem Unterkapitel lernen Sie, …

- wieso Vergleichen menschlich ist.
- warum gerade im Gesundheitswesen viel verglichen wird und auf welcher Basis dies geschieht.
- was eine Abweichung für das Controlling bedeutet und wie wir sie darstellen.
- warum im Gesundheitswesen sogar Betriebsvergleiche en vogue sind und was man dabei beachten sollte.

5.7.1 Der Vergleich als menschliches Grundbedürfnis

Schon der dänische Philosoph, Theologe und Schriftsteller Søren Aabye Kierkegaard (1813–1855) bemerkte: »*Das Vergleichen ist das Ende des Glücks und der Anfang der Unzufriedenheit.*«

So liegt in der Natur des Menschen, sich permanent in Vergleichen zu bewegen. Hierbei geht es nicht nur um die schöneren Schuhe oder den besseren Wagen, sondern beispielsweise auch um monetäre Größen. Selbst der Körper des Menschen funktioniert in einem vergleichenden Sinne. Aufbauend auf dem sogenannten kybernetischen Regelkreis werden nahezu sämtliche Prozesse des menschlichen Körpers auf Basis eines Vergleichs geregelt.

Dieses natürliche Vergleichsbestreben soll nun auch im Rahmen des Controllings der Gesundheitsbetriebe genutzt werden. Im Kern besteht der sogenannte Soll-Ist-Vergleich aus zwei wesentlichen Schritten:

1. In einem ersten Schritt erfolgt der Vergleich zwischen Plan-/Soll-Werten mit den Ist-Werten.
2. Hieran schließt sich der zweite Schritt an, bei dem konkrete Maßnahmen für die eventuelle Korrektur einer Abweichung mit Hilfe der Abweichungsanalyse veranlasst werden.

Die Abweichungsanalyse ist der Kern des Korrekturmechanismus. Hierbei entstehen für den Entscheider zwei Handlungsalternativen:

1. Der Entscheider kann weiterhin die Realisation der ursprünglichen Unternehmensziele verfolgen. Dies wird er wahrscheinlich in den Fällen tun, in denen Soll und Ist nicht sehr weit voneinander entfernt liegen.
2. Er kann jedoch auch eine Neudefinition der Unternehmensziele verfolgen. Dies wird er u. U. in den Fällen tun, in denen Soll und Ist sehr weit voneinander entfernt liegen.

5.7.2 Die Abweichungsanalyse als Instrument des Controllings

Führt das Controlling eine Abweichungsanalyse durch, widmet es sich primär folgenden Fragestellungen:

1. Woher kommt die Abweichung?
   Es wird also versucht, eine wahrgenommene Abweichung des Ist-Zustands von einem Soll-Zustand in geeigneter Weise abzubilden. Wie häufig im Controlling werden rechnerische Vergleichbarkeiten mit Hilfe der Umrechnung in eine monetäre Größe (Eurobetrag) umgesetzt.
2. Bei der zweiten Frage versucht das Controlling herauszubekommen, welche Ursachen die Abweichung hat. Hierbei wird beispielsweise eine mögliche zeitliche Verschiebung der Umsetzung im Verhältnis zur Planung untersucht.
3. Im dritten Schritt – dem eigentlichen Steuerungsschritt des Controllings – stellt sich das Controlling die Frage, was zu tun ist, damit eine geplante Umsetzung dennoch erreicht werden kann.

5.7.3 Die möglichen Ursachen für Abweichungen

Die möglichen Ursachen für Abweichungen sind vielfältig und beginnen bereits bei der Planung eines Vorhabens. Hier können dem Planenden Fehler unterlaufen, die sich auch auf die Organisation und Durchführung des Vorhabens beziehen. Nicht selten werden unrealistische Ziele gesetzt (zu hoch, zu niedrig) oder unvorhergesehene/unvorhersehbare externe Einflussfaktoren nicht bedacht.

Erfolgt die Planung in einem laufenden Arbeitsprozess, können Abweichungen durch Rationalisierungen oder organisatorische Verbesserungen oder strukturelle Änderungen (neue Maschinen, Verfahren) entstehen.

Auf der Seite der Ressourcenbeschaffung und -verwendung können eine Änderung der Preise (Einkauf, Lohn, Gehalt) und der Wertansätze (Material) oder ein nicht absehbarer Mehr-/Minderverbrauch zu Abweichungen führen.

Schließlich kann eine simple zeitliche Verschiebung der Planung eine Ursache für Abweichungen sein.

5.7.4 Die Darstellungsoptionen des Soll-Ist-Vergleichs

Für das Controlling des Gesundheitsbetriebs ergeben sich grundsätzlich zwei Möglichkeiten zur Darstellung des Soll-Ist-Vergleichs.

Eine Möglichkeit stellt die tabellarische Darstellung des Soll-Ist-Vergleichs dar. Auf diese Weise können Abweichungen einzelner Items oder der Gesamtheit sehr griffig anhand einer Übersichtstabelle dargestellt werden. Die nachfolgende Tabelle (▸ Tab. 5.4) zeigt exemplarisch eine verkürzte Darstellung der Entwicklung der Erlöse eines Krankenhauses.

Tab. 5.4: Tabellarische Darstellung eines Soll-Ist-Vergleichs

Erlös-Kategorien	Soll in €	Ist in €	Abweichung in €
Stationäre Erlöse	10.000.000.-	10.500.000.-	+ 500.000.-
Wahlleistungen	1.000.000.-	800.000.-	**– 200.000.-**
Erlöse AOP § 115b	500.000.-	600.000.-	+ 100.000.-
IGeL	50.000.-	90.000.-	+ 40.000.-
Summe	11.550.000.-	11.990.000.-	+ 440.000.-

AOP: Ambulantes Operieren, IGeL: Individuelle Gesundheitsleistungen

Darüber hinaus kann es hilfreich sein, grafische Darstellungen des Soll-Ist-Vergleichs anzufertigen (▸ Abb. 5.19). Dies bietet sich insbesondere bei komplexeren Sachverhalten an, da der Empfänger der Information auf diese Weise leicht in die Lage versetzt wird, den Sachverhalt zu erfassen.

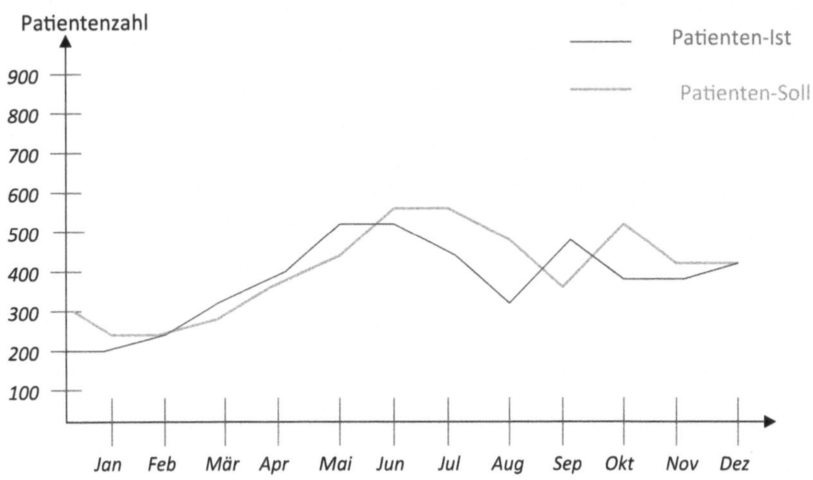

Abb. 5.19: Grafische Darstellung eines Soll-Ist-Vergleichs

5.7.5 Der Betriebsvergleich

Aufbauend auf dem Prinzip des Soll-Ist-Vergleichs hat es sich gerade im Bereich des Controllings der Gesundheitsbetriebe als sinnvoll erwiesen, Vergleiche zwischen den einzelnen Betrieben bzw. Betriebseinheiten zu ziehen. Hierfür wurde der Begriff des Betriebsvergleichs geprägt, der sogar Eingang in eine Rechtsgrundlage der Krankenhäuser fand. Im Jahr 1995 implementierte der Gesetzgeber den § 5 Bundespflegesatzverordnung (BPflV), um die Krankenhäuser und die Sozialleistungsträger bei der Findung ihrer Pflegesätze zu unterstützen.

> *(1) Zur Unterstützung der Vertragsparteien bei der Ermittlung vergleichbarer Krankenhäuser und der Bemessung von medizinisch leistungsgerechten Budgets und tagesgleichen Pflegesätzen erstellen die Deutsche Krankenhausgesellschaft oder die Bundesverbände der Krankenhausträger gemeinsam und die Spitzenverbände der Krankenkassen gemeinsam einen Krankenhausvergleich. […]*
> *(2) In den Krankenhausvergleich sollen insbesondere die Leistungen, die der letzten Budgetvereinbarung zugrundeliegenden Beträge und die Pflegesätze einbezogen werden. […]*

Nach einiger Zeit erkannten die Vertragsparteien jedoch die Schwierigkeit einer einvernehmlichen Umsetzung dieses gesetzlichen Auftrags und der Gesetzgeber nahm § 5 wieder aus der Bundespflegesatzverordnung, um ihn nur wenige Jahre später wieder einzuführen: Mit dem Gesetz zur Weiterentwicklung der Versorgung und der Vergütung für psychiatrische und psychosomatische Leistungen (PsychVVG – 19.12.2016) wurde mit Wirkung zum 1.1.2020 erneut ein leistungsbezogener Vergleich für psychiatrische und psychosomatische Einrichtungen eingeführt.

Ein Betriebsvergleich stellt im Kern eine systematische Vergleichsmethodik dar, die festgelegten Methoden folgt. Hierbei werden primär betriebliche Kennzahlen betrachtet, die mit dem Ziel einer Beurteilung wirtschaftlicher Tatbestände verglichen werden. Auf diese Weise sollen Managementprozesse im Gesundheitsbetrieb unterstützt werden. Zu unterscheiden sind drei mögliche Formen:

1. Der innerbetriebliche Zeitvergleich, bei dem der Gesundheitsbetrieb sich in unterschiedlichen Perioden mit sich selbst vergleicht (z. B. Fallzahlen Januar 2019 mit Fallzahlen Mai 2019).
2. Der innerbetriebliche Soll-Ist-Vergleich. Hierbei erfolgt ein Vergleich zwischen einer Vorgabe (z. B. eine Budgetvereinbarung) und einer real eingetroffenen Situation.
3. Der zwischenbetriebliche Vergleich. Diese Art des Vergleichs hat historisch gesehen die wohl größten Turbulenzen im Gesundheitswesen verursacht, da mit seiner Hilfe unterschiedliche Betriebe (z. B. zwei Krankenhäuser) verglichen werden sollen (siehe Ausführungen oben Krankenhausvergleich).

Die Nutzer von Betriebsvergleichen im Gesundheitswesen

Die Nutzer von Betriebsvergleichen können in drei Gruppen eingeteilt werden.

1. Zum einen sind es die Gesundheitsbetriebe selbst. Sie erhalten eine steigende Eigenverantwortung für den Mitteleinsatz bzw. die Kosten des Gesundheitsbetriebs und verfolgen die langfristige Unternehmenssicherung durch Bestimmung

der Position im Gesundheitsmarkt. Vergleiche stellen hier eine Grundlage für das strategische Management dar und dienen zudem als internes Führungsinstrument. So erleichtern Vergleichswerte im Rahmen von Budgetverhandlungen die Versachlichung der Diskussion.
2. Verbände und Politik erhalten Anhaltswerte für Verhandlungen auf der Landes- und Bundesebene und erlangen Transparenz als Grundlage der politischen Diskussion. Auch hier können Vergleiche eine Versachlichung der Diskussion unterstützen.
3. Aufgrund technologisch fortschreitender Möglichkeiten nutzen Patienten und Ärzte ohne großen Aufwand Vergleiche zur Unterstützung ihrer Entscheidung zur Auswahl des Gesundheitsbetriebs. Vergleiche liefern hier also einen wesentlichen Beitrag zur Transparenz des Marktes.

Die Gründe für Betriebsvergleiche

Wie bereits erwähnt besteht die primäre Aufgabe eines Betriebsvergleichs im Gesundheitswesen darin, Vergleiche zu anderen Einheiten oder Zeiträumen zu ziehen. Der Entscheider im Gesundheitsbetrieb sucht also einen Orientierungsmaßstab, um ein Instrument zur Messung und Beurteilung der eigenen Wirtschaftlichkeit zu nutzen. Hierdurch werden dem Management zudem Informationen für die Wettbewerbssituation und die Dynamik des Gesundheitsmarktes gegeben.

Darüber hinaus ermöglicht die Ermittlung von Kennzahlen im Rahmen des Vergleichs eine Orientierung in den staatlich vorgegebenen, aber dynamischen Preissystemen des Gesundheitswesens.

Die Rahmenbedingungen für Betriebsvergleiche im Gesundheitswesen

Das Gesundheitswesen stellt eine Besonderheit im Wirtschaftskreislauf dar. Neben dem bereits angesprochenen Prinzip der Dienstleistungsorientierung und dem Uno-Actu-Prinzip müssen an den Vergleich der Gesundheitsbetriebe drei grundlegende Anforderungen gestellt werden:

1. Der Gesundheitsbetrieb als Ganzes ist nur schwer mit einem anderen Gesundheitsbetrieb vergleichbar. Nach dem Motto »Das Ganze ist mehr als die Summe seiner Teile« besitzt jeder Gesundheitsbetrieb Spezifika, die ihn u. U. von einem anderen Gesundheitsbetrieb unterscheiden. So prägt allein die Fachrichtungsstruktur eines Medizinischen Versorgungszentrums seine Wirtschaftlichkeit und damit die Vergleichbarkeit mit einem anderen Medizinischen Versorgungszentrum.
2. Aufgrund der Heterogenität der Gesundheitsbetriebe müssen geeignete Attribute für Vergleiche gefunden werden. Dies können z. B. in einem Krankenhaus die Art, Anzahl und Kombination der Fachabteilungen sein.
3. Für den Fall, dass Betriebsvergleiche im Gesundheitswesen von unterschiedlichen Parteien durchgeführt werden, birgt dies naturgemäß die Gefahr unterschiedlicher methodischer Ansätze, da diese Parteien in der Regel auch eine bestimmte

Absicht mit einem Betriebsvergleich verfolgen. So werden Betriebsvergleiche beispielsweise für die Abbildung des Krankenhausbudgets von Krankenhausseite einen anderen Schwerpunkt und damit eine andere Aussagekraft besitzen, als Betriebsvergleiche von Sozialleistungsträgern. Hieran ändern leider auch mögliche Absprachen der Selbstverwaltungspartner zur Vereinheitlichung der Betriebsvergleiche oder gar gesetzliche Vorgaben nichts.

Die Anforderungen an Betriebsvergleiche im Gesundheitswesen

Aufgrund der Heterogenität der Betriebsvergleiche im Gesundheitswesen können folgende Anforderungen an Betriebsvergleiche formuliert werden:

- Der Betriebsvergleich muss auf Basis einer unkomplizierten Datenerhebung und EDV-technischen Abwicklung im Massenbetrieb umsetzbar sein.
- Er sollte sich an bereits vorhandene Datenflüsse (z. B. § 301 SGB V oder § 21 KHEntgG) ankoppeln lassen.
- Für die Anwendung sollte er die Möglichkeit einer zeitnahen Auswertung, kurzer Berichtsintervalle oder sogar einen (Echtzeit-)Online-Zugriff ermöglichen.
- Die denkbaren Auswertungen sollten möglichst dynamisch anpassbar sein.
- Neben der selbstverständlichen Erfassung von Kosten und von Leistungen sollten auch ergänzende Kriterien (z. B. Bausubstanz, Alter des Betriebs) abbildbar sein.
- Zur Bildung von Zeit- und Strukturvergleichen sollten sich Zeitreihen und Strukturgruppen (z. B. Krankenhäuser der Maximalversorgung) ableiten lassen.

Störgrößen für die erfolgreiche Umsetzung des Betriebsvergleichs

Gerade die Diskussion über die Betriebsvergleiche im Rahmen der Krankenhausfinanzierung nach § 5 BPflV (alt) bzw. § 4 BPflV (neu) hat gezeigt, dass Krankenhausbetriebsvergleiche sehr hohe Anforderungen an die Vergleichbarkeit der einzelnen Einheiten stellen. Einen Grund hierfür bilden die unterschiedlichen Strukturen der Kosten. Nicht selten wird beispielsweise die Vorhaltung einer speziellen Ausbildungseinrichtung (z. B. Krankenpflegeschule) einen erheblichen Einfluss auf die fixen und die variablen Kosten haben. Exemplarisch sollen daher im Folgenden die Differenzierungsinhalte eines derartigen Vergleichs aufgezeigt werden. Hierdurch soll dem geneigten Leser die Möglichkeit eröffnet werden, die Vielschichtigkeit von Betriebsvergleichen im Gesundheitswesen etwas besser einschätzen zu können.

- Um welche Art Gesundheitsbetrieb handelt es sich?
- Falls es ein Krankenhaus ist: Welcher Typ Krankenhaus?
- Befindet sich der Gesundheitsbetrieb im Stadtgebiet oder auf dem Land?
- Befindet sich der Gesundheitsbetrieb in einem Stadtstaat oder einem Flächenstaat?
- Wie groß ist das Versorgungsgebiet?
- Bei stationären Einrichtungen: Wie ist die Bauform des Krankenhauses (Zentralbau oder Pavillonbauweise)?

- Wie ist die Bausubstanz des Gesundheitsbetriebs?
- Gibt es zentrale Dienste (z. B. Reinigung)?
- Bildet der Gesundheitsbetrieb aus?
- Sind Leistungen fremdvergeben?
- Gibt es besondere Einrichtungen (z. B. Infektionsabteilung)?
- Wie ist das Vertragsverhältnis zu den Patienten und den Sozialleistungsträgern?
- Gibt es Großgeräte?

Reflexionsfragen

- Was ist eine Abweichungsanalyse?
- Welche Ursachen können Abweichungen haben?
- Wie kann ein Soll-Ist-Vergleich dargestellt werden?
- Was ist ein Betriebsvergleich und warum gibt es ihn überhaupt?
- Welche Rechtsgrundlagen begünstigen den Betriebsvergleich und wer nutzt ihn?
- Welche Rahmenbedingungen und Anforderungen müssen für die erfolgreiche Anwendung eines Betriebsvergleichs vorliegen?
- Welche Störgrößen sind denkbar?

5.8 Die Deckungsbeitragsrechnung

Lernziele

In diesem Unterkapitel lernen Sie, …

- warum es manchmal besser ist, nicht nur Erlöse und Kosten miteinander zu vergleichen.
- warum ein amerikanischer Student den Begriff Deckungsbeitrag nicht kennt, aber trotzdem damit arbeitet.
- warum unwirtschaftliche Produkte auch im Gesundheitsbetrieb die übrigen Produkte belasten und dies mit Hilfe der Deckungsbeitragsrechnung verhindert werden kann.
- wie Gewinnschwellen auch anders ermittelt werden können.
- dass Mathematik noch immer wichtig ist.

5.8.1 Die Herkunft und das Wesen der Deckungsbeitragsrechnung

In den dreißiger Jahren wurde in den Vereinigten Staaten die sogenannte Deckungsbeitragsrechnung entwickelt. Die Bezeichnung Deckungsbeitragsrechnung erhielt sie jedoch erst bei ihrer Übertragung nach Deutschland. Ursprünglich wurde sie als Direct Costing bezeichnet. Ein Ausdruck, der ihrem Ansatz näherkommt. Betrachtet werden nämlich primär die direkten (variablen) Kosten.

Zu unterscheiden sind die einstufige und die mehrstufige Deckungsbeitragsrechnung.

Während bei der einstufigen Deckungsbeitragsrechnung die gesamten Fixkosten des Gesundheitsbetriebs von einem Gesamtdeckungsbeitrag abgezogen werden, um den Betriebserfolg zu ermitteln, wird die Verteilung der Fixkosten bei der mehrstufigen Deckungsbeitragsrechnung aufgegliedert. Letztgenannte hat einen höheren Aussagewert und versucht, einen Nachteil der einstufigen Deckungsbeitragsrechnung zu optimieren. Er besteht darin, dass die Fixkosten nur in sehr seltenen Fällen als ein Fixkostenblock betrachtet werden können. In der mehrstufigen Form werden die Fixkosten beispielsweise in produktfixe Kosten (Zuordnung Produkt), bereichsfixe Kosten (Zuordnung Unternehmensbereiche) oder allgemeine Fixkosten (eine Zuordnung ist weder bei einem Produkt noch bei einem Bereich sinnvoll, z. B. Gehälter der Verwaltungsmitarbeiter) gegliedert.

Insbesondere die mehrstufige Deckungsbeitragsrechnung ermöglicht also einen feineren Einblick in den Erfolg des Gesundheitsbetriebs.

5.8.2 Die Definition des Deckungsbeitrags

Bisher wurden für die Zwecke der Ergebnisermittlung den Gesamterlösen die Gesamtkosten gegenübergestellt. Eine derart allgemeine Betrachtung ist jedoch nicht sachgerecht, da die Kosten sich nicht in jedem Fall in gleicher Weise verhalten. Teile der Kosten verändern sich mit der Beschäftigung (variable Kosten), andere Teile der Kosten hingegen nicht (fixe Kosten).

Genau diese Differenzierung nutzt die Deckungsbeitragsrechnung. Sie versucht ein präziseres Bild des Betriebserfolgs im Gesundheitsbetrieb zu vermitteln.

Bisher definierten wir den Betriebserfolg gemäß folgender Formel:

Betriebserfolg = Erlöse – Kosten

Nun differenzieren wir diese Betrachtung nach fixen und variablen Kosten mit nachfolgender Formel:

Betriebserfolg = (Erlöse – variable Kosten) – fixe Kosten

Von besonderer Bedeutung ist die Differenz aus Erlösen und variablen Kosten, denn das ist der Deckungsbeitrag.

Zu unterscheiden sind der Gesamtdeckungsbeitrag und der Stückdeckungsbeitrag. Sie werden mit Hilfe folgender Formeln ermittelt:

Gesamtdeckungsbeitrag DB = E – Kv

Stückdeckungsbeitrag db = e – kv

Wie bei allen Betrachtungen der Kostenrechnung stellen Großbuchstaben eine Gesamtgröße (hier den Gesamtdeckungsbeitrag) dar, Kleinbuchstaben stehen für die Betrachtung einer (Stück-)Einheit (hier den Stückdeckungsbeitrag).

Das Ziel des Deckungsbeitrags – hierdurch erhält er auch seinen deutschen Namen – besteht darin, die fixen Kosten zu decken.

Ist der Deckungsbeitrag größer als die fixen Kosten, erzielt der Gesundheitsbetrieb einen Gewinn.

Ist der Deckungsbeitrag kleiner als die fixen Kosten, erzielt der Gesundheitsbetrieb einen Verlust.

5.8.3 Ein Beispiel zur Veranschaulichung

Zur Verdeutlichung des eigentlichen Mehrwerts einer mehrstufigen Deckungsbeitragsdeckungsrechnung soll das nachfolgende Beispiel dienen (► Abb. 5.20).

Fachabteilung	Innere Medizin		Allgemeine Chirurgie		
Leistung	OPS 1	OPS 2	OPS 3	OPS 4	Summe
Umsatz	100.000.-	200.000.-	300.000.-	400.000.-	1.000.000.-
variable Kosten	50.000.-	60.000.-	310.000.-	200.000.-	620.000.-
Deckungsbeitrag 1	50.000.-	140.000.-	**-10.000.-**	200.000.-	380.000.-
Fixkosten Leistungen	25.000.-	50.000.-	55.000.-	75.000.-	205.000.-
Deckungsbeitrag 2	25.000.-	90.000.-	**-65.000.-**	125.000.-	175.000.-
Fixkosten Fachabteilung	15.000.-		30.000.-		45.000.-
Deckungsbeitrag 3	100.000.-		30.000.-		130.000.-
Fixkosten Krankenhaus					50.000
Betriebserfolg					80.000

Abb. 5.20: Beispiel einer mehrstufigen Deckungsbeitragsdeckungsrechnung

Betrachtet werden zwei Abteilungen in einem Krankenhaus. Diese Abteilungen erbringen jeweils zwei Leistungen, die mit Hilfe des Prozedurenschlüssels (OPS) angedeutet werden.

Hierbei erbringt die Abteilung Innere Medizin die Leistungen mit dem Kürzel OPS 1 und OPS 2, die Abteilung Allgemeine Chirurgie die Leistungen mit dem Kürzel OPS 3 und OPS 4.

Betrachten wir zunächst die Summenspalte des abgedruckten Beispiels.

Alle Leistungen zusammen erwirtschaften einen Umsatz von 1.000.000 €, dem 620.000 € variable Kosten gegenüberstehen.

Hieraus ermittelt sich ein Deckungsbeitrag von 380.000 €.

Würde man nun die fixen Kosten stufenweise in Form der Fixkosten Leistungen (205.000 €), der Fixkosten Fachabteilung (45.000 €) und der Fixkosten Krankenhaus (50.000 €) hiervon abziehen, ergäbe sich ein Gesamtbetriebserfolg von 80.000 €.

Allein auf Basis dieser Spalte würde ein Entscheider im Krankenhaus davon ausgehen, dass seine Tätigkeit erfolgreich ist, denn der Betriebserfolg fällt positiv aus.

Betrachtet man nun allerdings die Entstehung der variablen und fixen Kosten je Produkt, erkennt man sehr schnell, dass die Leistung OPS 3 höhere variable Kosten aufweist, als sie Umsätze generiert.

Der hieraus ermittelte Deckungsbeitrag 1 ist mit -10.000 € negativ.

Dieser Effekt setzt sich in der nächsten Ebene bei der Ermittlung des Deckungsbeitrags 2 fort, sodass ein Deckungsbeitrag 2 in Höhe von -65.000 € bei der Leistung OPS 3 entsteht.

Erst bei der Zusammenführung der Leistungen der Allgemeinen Chirurgie (OPS 3 und OPS 4) und der nachfolgenden Saldierung der Fixkosten Fachabteilung in Höhe von 30.000 € entsteht wieder ein gemeinsamer positiver Deckungsbeitrag 3 in Höhe von 30.000 €.

OPS 4 rettet also den Deckungsbeitrag von OPS 3, sodass insgesamt ein positiver Deckungsbeitrag entsteht.

In der Praxis des Gesundheitsbetriebs könnte das beispielhaft bedeuten, dass eine Leistung Hüftoperation u. U. von einer Leistung Knietotalendoprothese subventioniert wird. Besonders dramatisch wäre eine derartige Konstellation, wenn unterschiedliche Entscheider diese zu verantworten hätten. Hier wäre zu erwarten, dass Konflikte aus der (u. U. ungewollten) Unterstützung der Nachbarleistung entstehen.

Bereits dieses sehr einfache Beispiel verdeutlicht den Mehrwert der mehrstufigen Deckungsbeitragsrechnung sehr transparent.

5.8.4 Die Nutzung der Deckungsbeitragsrechnung zur Ermittlung der Gewinnschwelle

Neben einer analytischen Betrachtung der Leistungen des Gesundheitsbetriebs kann die Deckungsbeitragsrechnung auch zur Ermittlung der Gewinnschwelle genutzt werden.

Die Gewinnschwelle gibt an, ab welcher Beschäftigung der Gesundheitsbetrieb von der Verlustzone in die Gewinnzone wechselt.

Diese Gewinnschwelle wir auch als Break-Even-Point bezeichnet (eine ausführliche Darstellung des Break-Even-Points findet sich in ▸ Kap. 5.9).

Rein mathematisch stellt der Break-Even-Point den Schnittpunkt der Erlös- und der Kostenfunktion dar. In ihm entsprechen die Erlöse gerade den Kosten, der Gewinn in diesem Schnittpunkt ist also null.

Doch auch diese Betrachtung birgt die Gefahr einer Vermischung variabler (= beschäftigungsabhängiger) und fixer (= beschäftigungsunabhängiger) Kosten.

Bei einer Nutzung der Deckungsbeitragsrechnung zur Ermittlung der Gewinnschwelle sollte daher eine differenziertere Betrachtung erfolgen.

Auch dieser Zusammenhang soll anhand eines Beispiels erläutert werden.
Ein Augenarzt hat monatliche Fixkosten für ein bestimmtes medizinisch-technisches Gerät in Höhe von 2.400 €. Mit Hilfe dieses Gerätes erbringt er eine spezielle Untersuchung des Auges, bei der zusätzlich 20 € je Behandlungsfall an variablen Kosten entstehen. Da die Leistung nicht von der gesetzlichen Krankenversicherung finanziert wird, bietet er sie seinen Patienten als sogenannte Individuelle Gesundheitsleistung zu einem Gesamtbetrag in Höhe von 60 € an.

In unseren bisherigen Betrachtungen hätten wir u. U. die sich ergebende Kostenfunktion und die Erlösfunktion ermittelt, um die Menge an monatlichen Leistungen zu berechnen, bei der der Arzt seine Kosten deckt und – bei höherer Leistungsmenge – darüber hinaus Gewinne erzielt.
Die Kostenfunktion hierfür lautet:

$$K(x) = 2.400 + 20x$$

Die Erlösfunktion lautet:

$$E(x) = 60x$$

Diese Funktionen wären gleichzusetzten, sodass sich eine Break-Even-Menge von 60 Leistungen und ein Break-Even-Umsatz von 3.600 € ergibt.

Der Arzt müsste also mindestens 60 Leistungen pro Monat erbringen, damit er ab der 61. Leistung die Gewinnzone erreicht.

Betrachten wir nun dieses vorgenannte Beispiel mit Hilfe der Deckungsbeitragsrechnung, so ergibt sich ein Stück-Deckungsbeitrag von 40 € je Leistung.

$$E - k_v = 60 - 20 = 40$$

Setzten wir nun die monatlichen Fixkosten ins Verhältnis zum Stückdeckungsbeitrag, erhalten wir ebenfalls die Menge an 60 Leistungen.

Es ist also möglich, unsere bisherigen Betrachtungen anhand einer vereinfachten Ermittlung zu beschleunigen.

Fischbach (2013, S. 131 ff.) stellt diese Überleitung der bisherigen Betrachtungen aus Erlösen, variablen, fixen Kosten und Deckungsbeitrag wie folgt dar:

$$\text{Erlöse} = \text{Fixkosten} + \text{variable Kosten}$$
$$\Leftrightarrow e * x_0 = K_f + k_v * x_0$$
$$\Leftrightarrow e * x_0 - K_f - k_v * x_0 = 0$$
$$\Leftrightarrow e * x_0 - k_v * x_0 = K_f$$
$$\Leftrightarrow x_0 * (e - k_v) = K_f$$
$$\Leftrightarrow x_0 = \frac{K_f}{e - k_v}$$
$$\Leftrightarrow x_0 = \frac{K_f}{db}$$

Reflexionsfragen

- Was ist der Deckungsbeitrag?
- Welchen Zusatznutzen bietet die Deckungsbeitragsrechnung gegenüber der herkömmlichen Ergebnisrechnung aus Kosten und Erlösen?
- Inwiefern kann man den Deckungsbeitrag zur Ermittlung einer Gewinnschwelle nutzen?

5.9 Die Break-Even-Analyse

Lernziele

In diesem Unterkapitel lernen Sie, …

- warum es einen Punkt gibt, an dem alles bricht.
- dass es sinnvoll sein kann, nach fixen und variablen Kosten zu differenzieren.
- weshalb Beschäftigung etwas Relatives sein kann.
- warum ein Cash-Point nichts mit Abnutzung zu tun hat.
- warum auch Controller Sicherheitsdenker sind.

5.9.1 Das Wesen und die Herleitung

Bei den grundlegenden Betrachtungen der Kosten- und Leistungsrechnung wird, wie bereits im vorigen Kapitel (▸ Kap. 5.8.4) angerissen, ein Gewinn oder Verlust häufig mit Hilfe der Differenz aus Erlösen und Kosten ermittelt.

Dies ist eine sehr vereinfachte Betrachtung, die in der Regel auch zu einem entsprechenden Ergebnis führt. Ferner unterstellt sie, dass sich fixe und variable Kosten immer im gleichen Verhältnis entwickeln. Hiervon kann in der Realität nicht ausgegangen werden. Bereits mehrfach wurde darauf hingewiesen, dass sich variable Kosten beschäftigungsabhängig, fixe Kosten beschäftigungsunabhängig entwickeln. Mit Hilfe der Break-Evan-Analyse wird zwar ebenfalls der Zusammenhang zwischen Erlösen und Kosten zur Abbildung von Gewinn und Verlust dargestellt, allerdings erfolgt eine Differenzierung nach fixen und variablen Kosten. Im einfachsten Fall hatten wir hierfür bisher eine entsprechende Kostenfunktion und eine Erlösfunktion ermittelt und dann den Schnittpunkt der beiden Funktionen ermittelt, wie die nachfolgende Abbildung (▸ Abb. 5.21) erkennen lässt.

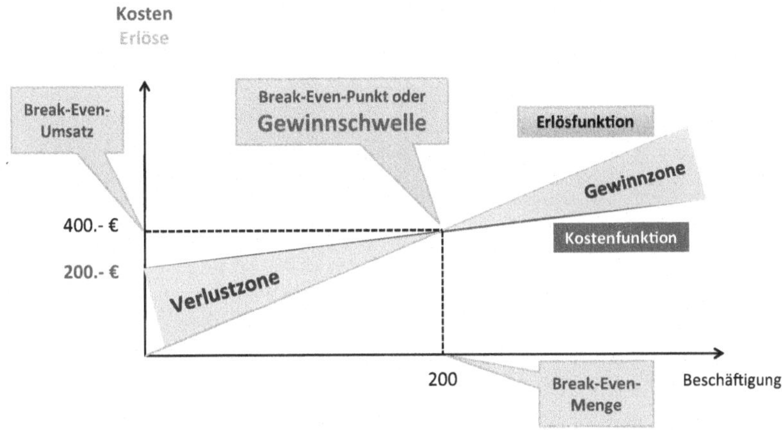

Abb. 5.21: Gewinnschwellenrechnung

Im Folgenden soll nun ein anderer Weg beschritten werden. Mit Hilfe des Break-Even-Umsatzes und der hieraus resultierenden Break-Even-Menge soll eine tiefere Analyse der Kosten und Erlöse ermöglicht werden. Hierfür soll zunächst die Herleitung der Break-Even-Menge über den Quotienten aus fixen Kosten und Stückdeckungsbeitrag um einen Schritt erweitert werden.

$$E_0 = e * x_0 = e * \frac{K_f}{db} = e * \frac{K_f}{e - k_v} = \frac{K_f}{(e - k_v) * \frac{1}{e}} = \frac{K_f}{\frac{e}{e} - \frac{k_v}{e}} = \frac{K_f}{1 - \frac{k_v}{e}}$$

Da im Zähler der obigen Formel vom Wert 1 ein Verhältnis aus variablen Stückkosten und Stückerlösen $\left(\frac{k_v}{e}\right)$ abgezogen wird, kann dies ohne Auswirkungen auf das Gesamtergebnis auch durch das Verhältnis aus variablen Gesamtkosten und Gesamterlösen ersetzt erfolgen $\left(\frac{K_v}{E}\right)$.

Wir erhalten dann für die rechnerische Darstellung des Break-Even-Umsatzes folgende Formel:

$$\text{Break-Even-Umsatz} = \frac{K_f}{1 - \frac{K_v}{E}}$$

Auch die Break-Even-Beschäftigung kann hierüber ermittelt werden. Dies erfolgt mit der Formel:

$$\text{Break-Even-Beschäftigung} = \frac{\text{Break-Even-Umsatz}}{\text{Erlöse}} * 100$$

Mit Hilfe eines Beispiels soll dieser Zusammenhang sowohl rechnerisch als auch graphisch aufgezeigt werden.

Gegeben sind ein Erlös in Höhe von 5.000.000 €, variable Gesamtkosten von 3.000.000 € und fixe Gesamtkosten in Höhe von 1.500.000 €.

Nach den o. g. Formeln ergibt sich folgender Break-Even-Umsatz:

$$\text{Break-Even-Umsatz} = \frac{1.500.000\ €}{1 - \frac{3.000.000\ €}{5.000.000\ €}} = 3.750.000\ €$$

Alternativ kann dieser auch über den relativen Deckungsbeitrag ermittelt werden.

$$DB = E - K_v$$
$$DB = 5.000.000\ € - 3.000.000\ € = 2.000.000\ €$$
$$DB_{rel} = \frac{DB}{E}$$
$$DB_{rel} = \frac{2.000.000\ €}{5.000.000\ €} = 0{,}4$$
$$\text{Break-Even-Umsatz} = \frac{1.500.000\ €}{0{,}4} = 3.750.000\ €$$

Nach Ermittlung des Break-Even-Umsatzes ergibt sich folgende Break-Even-Beschäftigung:

$$\text{Break-Even-Beschäftigung} = \frac{3.750.000\ €}{5.000.000\ €} * 100 = 75\ \%$$

Der Prozentwert in Höhe von 75 % bedeutet, dass der Break-Even-Point bei 75 % der maximalen Beschäftigung (also bei 100 %) erreicht wird (▶ Abb. 5.22). Alternativ könnte hier mit absoluten Werten einer zuvor benannten Planbeschäftigung (100 %) gerechnet werden.

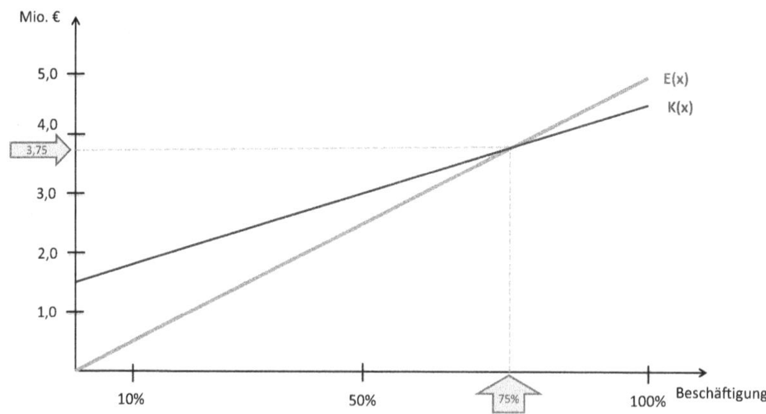

Abb. 5.22: Ausgangsgrafik – Break-Even-Point

5.9.2 Veränderung des Break-Even-Umsatzes und der Break-Even-Menge durch Variation der Eingangsparameter

In der praktischen Anwendung der Gesundheitsbetriebe stellt die Variation der Eingangsparameter eine wesentliche Stellgröße dar. Bekannt ist beispielsweise die Substitution von fixen Kosten durch variable Kostenanteile. In der Praxis wäre dies mit einem Austausch von festangestelltem Personal durch eine eingekaufte Dienstleistung (Leiharbeiter) gleichzusetzen. Exemplarisch sei hier die Reinigung des Gesundheitsbetriebs genannt. Auf diese Weise erhoffen sich die Entscheider eine Verbesserung der Situation im Rahmen des Break-Even-Points.

Es sollen daher zunächst verschiedene Variationen unserer vorgenannten Betrachtungen dargestellt und erläutert werden.

Wir gehen hierbei von der o. g. Ausgangskonstellation aus:

- Erlöse 5.000.000 €
- Variable Gesamtkosten 3.000.000 €
- Fixe Gesamtkosten 1.500.000 €

Geplant sind eine Produktion bzw. ein Verkauf von 10.000 Stück.
Hieraus ergibt sich:

- Ein Stückerlös in Höhe von 500 €
- Variable Stückkosten in Höhe von 300 €
- Fixe Durchschnittskosten in Höhe von 150 €

Fall 1: Senkung der Fixkosten von 1.500.000 € auf 1.400.000 €

$$\text{Break-Even-Umsatz} = \frac{1.400.000\ €}{1 - \frac{3.000.000\ €}{5.000.000\ €}} = 3.500.000\ €$$

$$\text{Break-Even-Beschäftigungsgrad} = \frac{3.500.000\ €}{5.000.000\ €} * 100 = 70\ \%$$

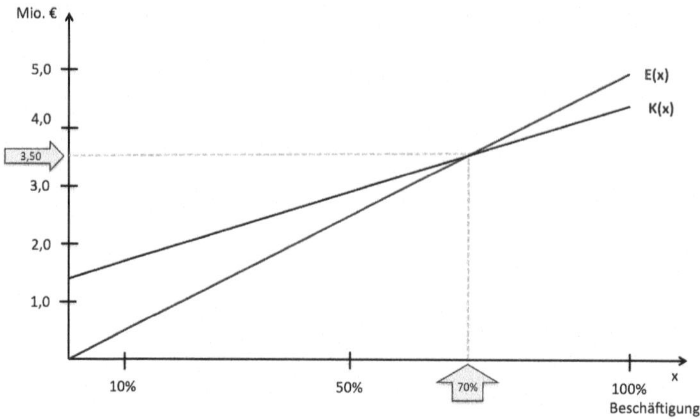

Abb. 5.23: Senkung der Fixkosten

Berechnung und graphische Darstellung zeigen, dass bei einer Senkung der Fixkosten der Break-Even-Point früher erreicht wird (► Abb. 5.23).

Fall 2: Anhebung der variablen Kosten von 3.000.000 € auf 3.500.000 €

$$\text{Break-Even-Umsatz} = \frac{1.500.000\,€}{1 - \frac{3.500.000\,€}{5.000.000\,€}} = 5.000.000\,€$$

$$\text{Break-Even-Beschäftigungsgrad} = \frac{5.000.000\,€}{5.000.000\,€} * 100 = 100\,\%$$

Berechnung und graphische Darstellung zeigen, dass bei einer Anhebung der variablen Kosten der Break-Even-Point später erreicht wird (► Abb. 5.24).

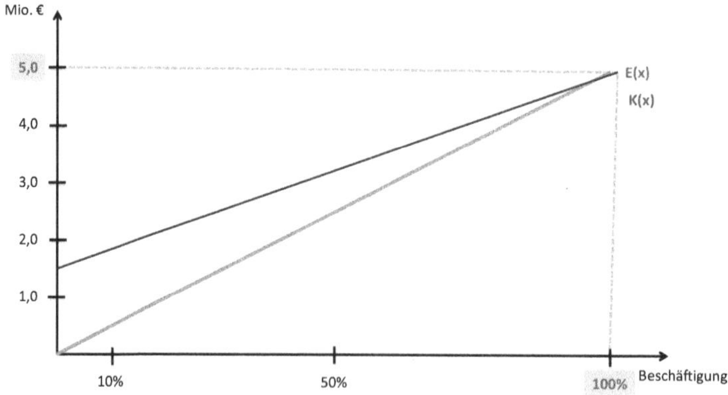

Abb. 5.24: Anhebung der variablen Kosten

Fall 3: Anhebung der Verkaufserlöse von 5.000.000 € auf 6.000.000 €

$$\text{Break-Even-Umsatz} = \frac{1.500.000\ €}{1 - \frac{3.000.000\ €}{6.000.000\ €}} = 3.000.000\ €$$

$$\text{Break-Even-Beschäftigungsgrad} = \frac{3.000.000\ €}{6.000.000\ €} * 100 = 50\ \%$$

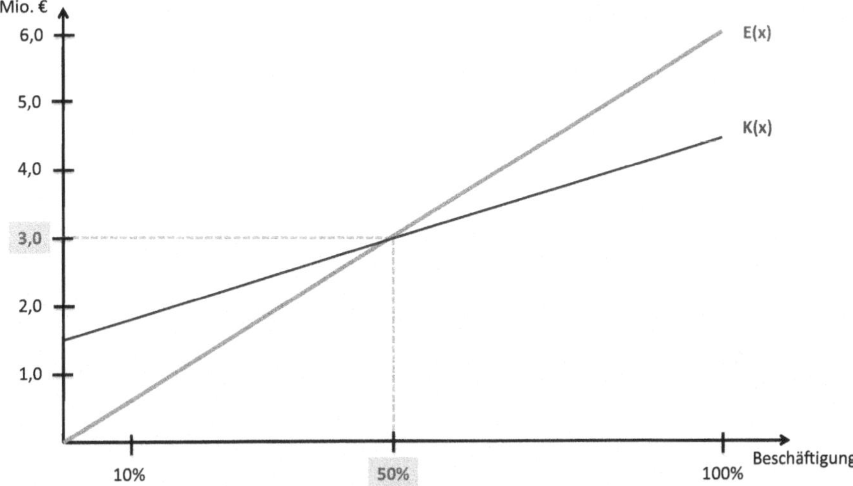

Abb. 5.25: Anhebung der Verkaufserlöse

Berechnung und graphische Darstellung zeigen, dass bei einer Anhebung der Verkaufserlöse der Break-Even-Point sehr viel früher erreicht wird (► Abb. 5.25).

Fall 4: Variation der fixen und der variablen Kosten

Anhebung der variablen Kosten von 3.000.000 € auf 3.250.000 € und
Anhebung der fixen Kosten von 1.500.000 € auf 1.750.000 €

$$\text{Break-Even-Umsatz} = \frac{1.750.000\ €}{1 - \frac{3.250.000\ €}{5.000.000\ €}} = 5.000.000\ €$$

$$\text{Break-Even-Beschäftigungsgrad} = \frac{5.000.000\ €}{5.000.000\ €} * 100 = 100\ \%$$

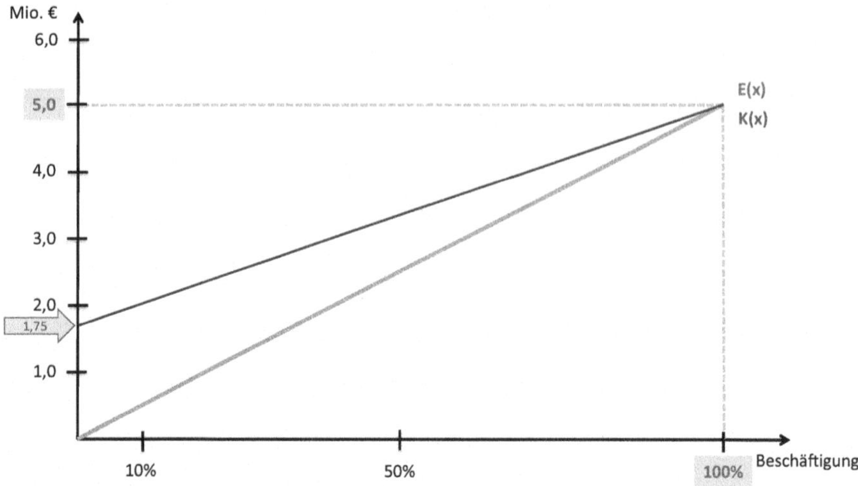

Abb. 5.26: Variation der fixen und der variablen Kosten

Berechnung und graphische Darstellung zeigen, dass bei einer gleichzeitigen Anhebung der fixen und der variablen Kosten der Break-Even-Point sehr viel später (erst bei 100 %) erreicht wird (▸ Abb. 5.26).

5.9.3 Erweiterte Betrachtung der Break-Even-Analyse mit Hilfe von ausgewählten Kennzahlen

Die alleinige Betrachtung des Verhaltens eines Break-Even-Points bei Variation der Kosten bzw. der Erlöse genügt der Analyse der Strukturen im Gesundheitsbetrieb nicht in allen Fällen. Häufig muss diese Analyse erweitert werden. Hierfür bieten sich die Kennzahlen Cash-Point, Sicherheitskoeffizient und Kapazitätsgrad an.

Cash-Point

Der Cash-Point ermittelt die Beschäftigung, die zur Sicherung/Deckung der Liquidität und der Ausgaben erforderlich ist. Hierbei werden nur zahlungswirksame Ausgaben betrachtet. Abschreibungen werden also beispielsweise nicht berücksichtigt.

Die hierfür erforderliche Formel des Cash-Points (x_c) lautet:

$$x_c = \frac{K_f - AfA}{e - k_v}$$

K_f fixe Gesamtkosten
AfA Kosten der Abschreibungen
e Stückerlös
k_v variable Stückkosten

Sicherheitskoeffizient

Der Sicherheitskoeffizient stellt ein Risikomaß dar, welches zum Ausdruck bringt, wie stark die Beschäftigung sinken darf, bevor der Break-Even-Point unterschritten wird.

Die Formel für den Sicherheitskoeffizienten (s) lautet:

$$s = \frac{x_p - x_{BEP}}{x_p}$$

x_P geplante Beschäftigung
x_{BEP} Beschäftigung im Break-Even-Point

Kapazitätsgrad

Der Kapazitätsgrad schließlich bringt zum Ausdruck, wie oft die fixen Kosten durch den Deckungsbeitrag gedeckt werden.

Das Ergebnis sollte sich auf einen Wert größer 1,0 belaufen, da dann die fixen Kosten »mehrfach« durch den Deckungsbeitrag gedeckt werden.

Ein Ergebnis unter 1,0 wäre mit einer Unterdeckung gleichzusetzen.

Der exakte Wert 1,0 steht für eine Entsprechung des Deckungsbeitrags und der fixen Kosten.

Die Formel des Kapazitätsgrads (KG) lautet:

$$KG = \frac{db * x_p}{K_f}$$

db Stückdeckungsbeitrag
x_P geplante Beschäftigung
K_f fixe Gesamtkosten

Aufbauend auf dem vorherigen Beispiel soll auch dieser Zusammenhang – ergänzt um weitere Detailinformationen – erläutert werden.

- Erlöse 5.000.000 €
- Variable Gesamtkosten 3.000.000 €
- Fixe Gesamtkosten 1.500.000 €
- Stückerlös 500 €
- Variable Stückkosten 300 €
- Fixe Durchschnittskosten 150 €
- Abschreibungen 100.000 €
- Planbeschäftigung 10.000 Stück

Cash-Point:

$$x_c = \frac{1.500.000\ € - 100.000\ €}{500\ € - 300\ €} = 7.000\ \text{Stück}$$

Es werden 7.000 Stück (= 70 %) der geplanten Produktion in Höhe von 10.000 Stück benötigt, um die zahlungswirksamen Ausgaben zu decken.

Sicherheitskoeffizient:

$$s = \frac{10.000 - 7.500}{10.000} = 0{,}25$$

Die Beschäftigung kann um 0,25 (= 25 %) »nach unten« von der geplanten Produktion in Höhe von 10.000 Stück abweichen, bevor der Break-Even-Point unterschritten wird.

Kapazitätsgrad:

$$KG = \frac{(500\,€ - 300\,€) * 10.000}{1.500.000\,€} = 1{,}33$$

Die fixen Gesamtkosten in Höhe von 1.500.000 € können durch einen Stückdeckungsbeitrag in Höhe von 200 € und einer geplanten Beschäftigung in Höhe von 10.000 Stück bzw. durch einen Gesamtbedeckungsbeitrag in Höhe von 2.000.000 € 1,33 Mal gedeckt werden.

Reflexionsfragen

- Was versteht man unter dem Begriff Break-Even?
- Was macht den Mehrwert der Break-Even-Analyse aus?
- Welchen Einfluss können die einzelnen Parameter auf die Entwicklung des Break-Even-Points haben?
- Was ist der Cash-Point, der Sicherheitskoeffizient und der Kapazitätsgrad?

5.10 Das Betriebsminimum, das Betriebsoptimum und der Cournot'sche Punkt

Lernziele

In diesem Unterkapitel lernen Sie, …

- warum es in einigen Fällen besser ist, sich minimal, und in anderen Fällen sich optimal zu verhalten.
- wieso der Moment der Wahrheit für die Differenzialrechnung jetzt gekommen ist.

- warum Preise lang- und kurzfristig sein können.
- inwiefern Mengen sich optimal mit Preisen kombinieren lassen und so optimale Gewinne entstehen.
- wieso das Wissen um einen französischen Gelehrten bei der Ermittlung eines Punktes im Controlling sehr wertvoll sein kann.

Insbesondere in Betrieben der Arzneimittelherstellung oder bei der Fertigung medizinisch-technischer Geräte muss das Controlling Aussagen treffen, die eine optimale Beschäftigung in Bezug auf den Absatz im Gesundheitsmarkt beantworten können. Hierzu werden im Folgenden das Betriebsminimum, das Betriebsoptimum und der Cournot'sche Punkt erläutert.

Während das Betriebsminimum eine Beschäftigung sucht, bei der lediglich die variablen Kosten gedeckt sind, ermittelt das Betriebsoptimum eine Beschäftigung, bei der sämtliche Kosten des Gesundheitsbetriebs durch Verkaufserlöse gedeckt werden.

Der Cournot'sche Punkt schließlich berücksichtigt zusätzlich das Nachfrageverhalten auf Basis der Preis-Absatz-Funktion.

In allen drei Fällen besteht das Ziel darin, einen idealen Beschäftigungsgrad für den Gesundheitsbetrieb zu ermitteln.

5.10.1 Das Betriebsminimum

Das Wesen des Betriebsminimums

Auch wenn es grundsätzlich in jedem Gesundheitsbetrieb (und jedem anderen Betrieb der Wirtschaft) das Ziel sein sollte, sämtliche Kosten durch die Erlöse zu decken, kann es Situationen geben, bei denen lediglich versucht wird, die variablen Kosten zu decken. In diesen Fällen bleiben die Fixkosten – für eine bestimmte Zeit – unbeachtet. Dies kann beispielsweise der Fall sein, wenn der Gesundheitsbetrieb in einen Verdrängungswettbewerb mit einem Wettbewerber eintritt und so durch alleinige Deckung der variablen Kosten eventuell einen Preis des Wettbewerbers unterbieten kann. Es liegt auf der Hand, dass ein Unternehmen eine derartige Strategie nicht langfristig betreiben kann. Die Ökonomie kennt diesen Begriff daher als die kurzfristige Preisuntergrenze des Unternehmens.

Ein optimaler Zustand ist dann erreicht, wenn die Funktion der durchschnittlichen variablen Kosten ein Minimum erreicht. Dieses Ziel gibt der Betrachtung auch ihren Namen. Der Gesundheitsbetrieb sucht das Betriebsminimum.

Ermittlung des Betriebsminimums

Das Betriebsminimum stellt die Suche nach einer minimalen Konstellation dar. Mathematisch wird für die Suche eines Minimums die Untersuchung der Extremwerte einer Funktion angewendet.

Allerdings wird lediglich das Minimum des Teils der Kostenfunktion ermittelt, der die variablen Stückkosten abbildet.

Dies bedeutet, dass sämtliche fixen Kostenanteile der Durchschnittskostenfunktion nicht betrachtet werden.

Im ersten Schritt ist aus einer Kostenfunktion die Stückkostenfunktion zu ermitteln. Aus den Grundlagen der Kostenrechnung wissen wir, dass dies mit Hilfe einer Division der Gesamtkostenfunktion durch die Beschäftigung erfolgt.

In einem zweiten Schritt wird von dieser Durchschnittkostenfunktion lediglich der Teil betrachtet, in dem variable Kosten abgebildet sind (also die Terme mit einem x).

Im dritten Schritt wird schließlich die ermittelte variable Durchschnittskostenfunktion mit Hilfe einer Untersuchung der Extremwerte analysiert.

Mathematisch muss hierbei die erste Ableitung der variablen Stückkostenfunktion »Null« sein (die Steigung muss also »Null« betragen), denn nur für Werte, bei denen die erste Ableitung den Wert »Null« ergibt, kann unterstellt werden, dass es sich um einen Extremwert (Hochpunkt oder Tiefpunkt) handelt. Danach muss für die zweite Ableitung der variablen Stückkostenfunktion ein Wert größer »Null« erreicht werden, da dies gleichbedeutend mit einem Minimum der Funktion ist.

Anhand eines Rechenbeispiels soll dies verdeutlicht werden:
Eine gegebene Kostenfunktion möge lauten:

$$K(x) = x^3 - 200x^2 + 11.000x$$

Anhand der Division der Kostenfunktion durch die Variable x erhalten wird die Durchschnittskostenfunktion.

$$k(x) = x^2 - 200x + 11.000$$

Nun vernachlässigen wir die fixen Kostenanteile, streichen also den Wert 11.000, und erhalten die Durchschnittsfunktion der variablen Stückkosten.

$$k_v(x) = x^2 - 200x$$

Für die Betrachtung der Extremwerte ist diese abzuleiten und nach x aufzulösen.

$$k_v'(x) = 2x - 200 = 0$$
$$=> x = 100$$

Der Wert 100 ist somit mutmaßlich ein Extremwert und kann ein Maximum oder ein Minimum sein.
Um zu überprüfen, ob wir das (gewünschte) Minimum gefunden haben, wird der Wert in die zweite Ableitung der variablen Durchschnittskostenfunktion eingesetzt.

$$k_v''(x) = 2$$

Wir erhalten den Wert $x = 2$ und somit das gesuchte Minimum.

Durch Einsetzen des Ergebniswerts in die Funktion der Durchschnitts- bzw. der Gesamtkosten ermitteln wir einen Betrag in Höhe von 1.000 € für die durchschnittlichen Stückkosten bzw. 100.000 € für die Gesamtkosten im Betriebsminimum (► Abb. 5.27).

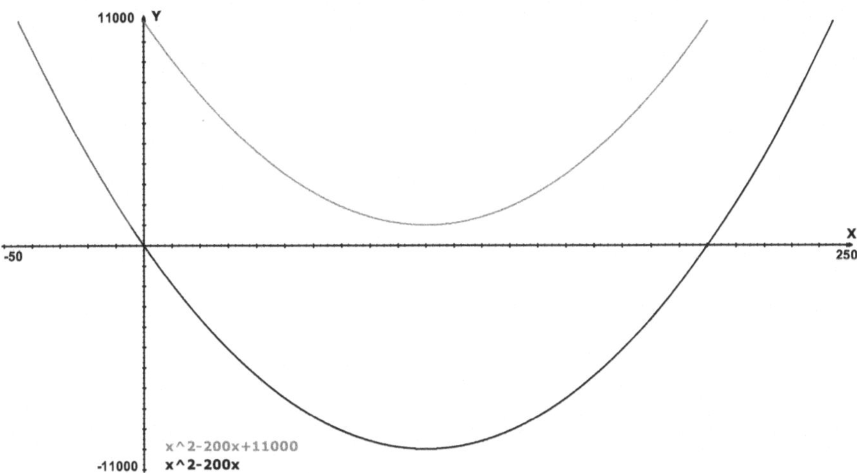

Abb. 5.27: Beispiel Betriebsminimum

5.10.2 Das Betriebsoptimum

Das Wesen des Betriebsoptimums

Wie bereits erwähnt kann der Gesundheitsbetrieb die vorgenannte kurzfristige Preisuntergrenze nicht dauerhaft durchhalten. Er muss vielmehr versuchen, dauerhaft die gesamten Kosten des Gesundheitsbetriebs zu decken. Da auch hierbei Schwankungen möglich sind, müssen – ebenso wie beim Betriebsminimum – die durchschnittlichen Gesamtkosten betrachtet werden und, in Analogie zum Betriebsminimum, auf ihr Minimum hin untersucht werden. Auf diese Weise erhält man die Beschäftigung, bei der die Gesamtkosten optimal (also minimal) sind.

Diese langfristige Preisuntergrenze des Unternehmens ermöglicht diesem eine dauerhafte Existenz auf dem Markt.

Die Ermittlung des Betriebsoptimums

Im Gegensatz zum Betriebsminimum kann das Betriebsoptimum auf zwei Arten ermittelt werden.

Einerseits kann es über das Minimum der Stückkostenfunktion berechnet werden. Alternativ besteht die Möglichkeit, es über eine Gleichsetzung der Grenzkostenfunktion und der Stückkostenfunktion zu ermitteln. Das Gleichsetzen der Funktionen bedeutet inhaltlich, dass bei dieser Beschäftigung die Grenzkosten des Gesundheitsbetriebs genau den Durchschnittskosten entsprechen.

Auch diese Vorgehensweise soll anhand eines Beispiels erläutert werden. Gegeben sei folgende Kostenfunktion:

$$K(x) = 500 + 20x^2$$

Anhand der Division der Kostenfunktion durch die Variable x erhalten wird die Durchschnittskostenfunktion.

$$k(x) = \frac{500}{x} + 20x$$

Für die Betrachtung der Extremwerte ist diese abzuleiten und nach x aufzulösen. Da es sich um eine quadratische Ausgangsfunktion handelte, müssen wir ein Verfahren zur Lösung quadratischer Funktionen (z. B. PQ-Formel) anwenden.

$$\begin{aligned} k'(x) &= -\frac{500}{x^2} + 20 \quad | * x^2 \\ &= -500 + 20x^2 \end{aligned}$$

Wir erhalten die Werte $x_1 = 5$ und $x_2 = -5$.
Da wir eine Beschäftigung suchen, muss diese einen positiven Wert annehmen. Somit ist x_2 kein sinnvoller Wert und kann vernachlässigt werden!

Der Wert $x = 5$ ist somit mutmaßlich ein Extremwert und kann ein Maximum oder ein Minimum sein.

Um zu überprüfen, ob wir das (gewünschte) Minimum gefunden haben, wird der Wert in die zweite Ableitung der Durchschnittskostenfunktion eingesetzt.

$$k''(x) = \frac{1.000}{x^3}$$

Wir erhalten den Wert $x = 8$ und somit das gesuchte Minimum.

$$k''(5) = \frac{1.000}{125} = 8 > 0$$

Durch Einsetzung des Ergebniswerts in die Funktion der Durchschnitts- bzw. der Gesamtkosten, ermitteln wir einen Betrag in Höhe von 200 € für die durchschnittlichen Stückkosten bzw. 1.000 € für die Gesamtkosten im Betriebsoptimum (▸ Abb. 5.28).

Auch bei der alternativen Berechnung des Betriebsoptimums durch die Gleichsetzung der Grenzkosten und der Durchschnittskosten ergibt sich die zuvor ermittelte Beschäftigung.
Hierfür leiten wir zunächst die Ausgangsfunktion $K(x) = 500 + 20x^2$ ab und erhalten:

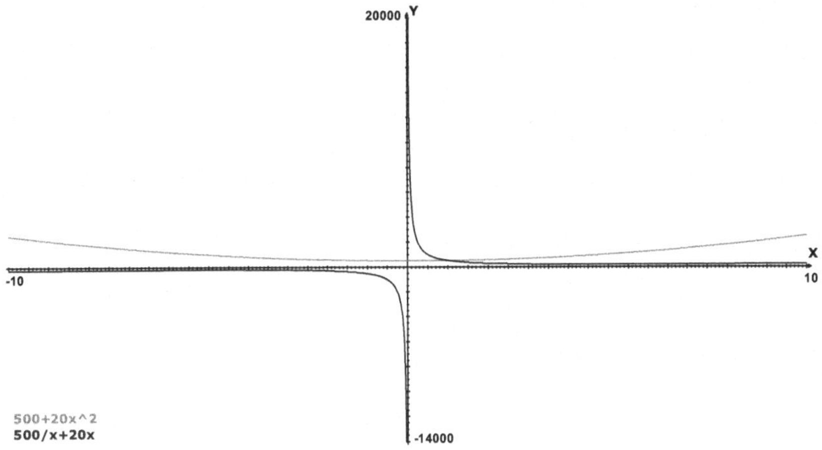

Abb. 5.28: Beispiel Betriebsoptimum

$$K'(x) = 40x$$

Parallel ermitteln wir die Funktion der Durchschnittskosten und erhalten:

$$k(x) = \frac{500}{x} + 20x$$

Durch Gleichsetzung der beiden Funktionen erhalten wir:

$$40x = \frac{500}{x} + 20x$$

Dieser Term ist erneut nach den X-Werten aufzulösen.

$$\Leftrightarrow 20x = \frac{500}{x} \mid * x$$
$$\Leftrightarrow 20x^2 = 500$$

Auch hier erhalten wir (selbstverständlich) die Werte $x_1 = 5$ und $x_2 = -5$.

Da wir eine Beschäftigung suchen, muss diese einen positiven Wert annehmen. Somit ist x_2 kein sinnvoller Wert und kann vernachlässigt werden!

Durch Einsetzung des Ergebniswerts in die Funktion der Durchschnitts- bzw. der Gesamtkosten ermitteln wir auch hier einen Betrag in Höhe von 200 € für die durchschnittlichen Stückkosten bzw. 1.000 € für die Gesamtkosten im Betriebsoptimum (► Abb. 5.29).

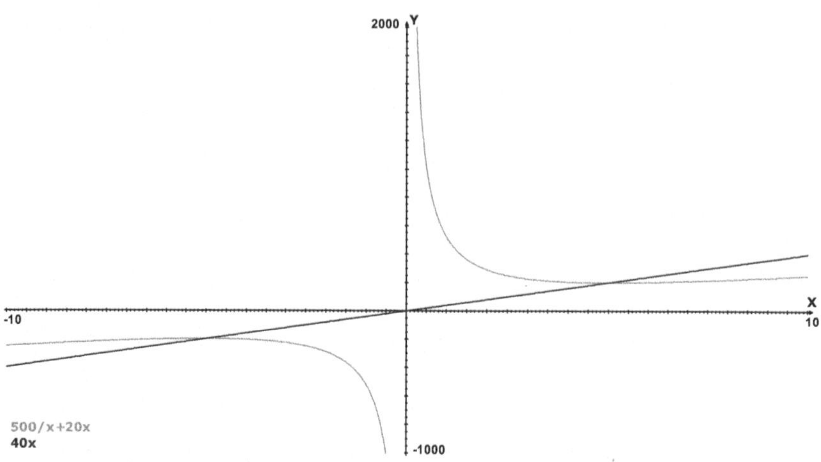

Abb. 5.29: Alternative Berechnung Betriebsoptimum

5.10.3 Der Cournot'sche Punkt

Das Wesen des Cournot'schen Punkts

In der praktischen Anwendung des Controllings ist es unrealistisch, davon auszugehen, dass das Unternehmen jederzeit in der Lage ist, einen Verkaufspreis, also den eigenen Umsatz, ohne Rückkopplung auf den Absatzmarkt festzulegen. Es stellt sich vielmehr die Frage, bei welcher Kombination aus Preis und Menge der Gesundheitsbetrieb eine gewinnoptimale Konstellation erreicht.

Hierüber gibt der sogenannte Cournot'sche Punkt Aufschluss. Er geht davon aus, dass ein Unternehmen im Wettbewerb steht, also die Preisbildung auf dem Markt akzeptieren muss. Darüber hinaus wird angenommen, dass der Anbieter seinen Gewinn maximieren möchte. Auf der Suche nach dem maximalen Gewinn kann er den Preis variieren und hierdurch das optimale Preis-Mengen-Verhältnis ermitteln. Hierzu benötigt er jedoch eine Hilfsfunktion, die sogenannte Preisabsatzfunktion.

Die Preis-Absatz-Funktion als Hilfsmittel des Controllings

Berücksichtigt man die Mechanismen des Marktes, stellt der Preis (also der erzielbare Erlös) einen Indikator für die Knappheit in diesem Markt dar. Diese Knappheit hängt von zwei Faktoren ab. Zum einen vom Wunsch, ein bestimmtes Gut zu konsumieren, zum anderen von der vorhandenen Menge des Gutes selbst. Somit ist die nachgefragte Menge eines Gutes abhängig von der Höhe seines Preises (p). Allen Konsumenten ist der Sachverhalt geläufig, dass eine Nachfrage sinkt, je höher der Preis eines bestimmten Gutes ist.

Hieraus kann eine Nachfragefunktion abgeleitet werden. Sie beschreibt das Mengenverhalten der Konsumenten bei alternativen Preisen für ein Gut, also nicht

für einen festen Erlösbetrag. Der entstehende Nachfragepreis auf dem Markt zeigt die Zahlungsbereitschaft für eine bestimmte Menge eines Gutes.
Zur Darstellung dieses Zusammenhangs eignet sich die klassische Nachfragefunktion (▶ Abb. 5.30), die auch als Preis-Absatz-Funktion bezeichnet wird.

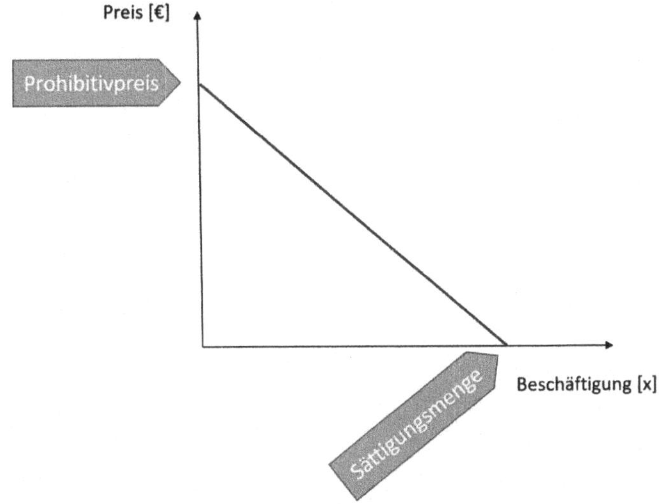

Abb. 5.30: Funktion des Nachfrageverhaltens

Die Nachfragefunktion geht davon aus, dass bei einem höheren Preis eine nur geringe Menge abgefragt wird, während bei einem niedrigen Preis eine höhere Menge abgefragt wird.

Sonderfälle stellen ein »unendlich hoher Preis« dar, bei dem keine Menge nachgefragt wird und ein »extrem niedriger Preis« (im Model 0), bei dem eine extrem hohe Menge nachgefragt wird.

- Der Funktionsverlauf der Nachfragefunktion ist fallend und geht von einem fixen Ausgangspreis aus.
- Der Schnittpunkt mit der Preisachse wird als Prohibitivpreis bezeichnet (prohibitiv: lateinisch »prohibere« = verhindern).
- Der Schnittpunkt mit der Mengenachse wird als Sättigungsmenge bezeichnet, da dann zu unterstellen ist, dass jeder Konsument dieses Gut gekauft hat.

Im Gegensatz zur Nachfragefunktion stellt die Angebotsfunktion die Beziehung zwischen der angebotenen Menge und dem Preis dar. Sie betrachtet die Perspektive der Unternehmen.

Bei einem niedrigen Preis werden die Unternehmen lediglich eine kleine Menge anbieten. Die Angebotsfunktion beschreibt also das Mengenverhalten der Produzenten/Anbieter bei alternativen Produkten. Sie bildet somit das Gegenstück zur Preis-Absatz-Funktion.

Mit Hilfe der Angebotsfunktion wird ausgedrückt, welche Mengen die Anbieter bei einem vorgegebenen Preis anbieten. Für die Anbieter stellt der Preis also ebenfalls einen Anreiz dar, allerdings mit umgekehrten Vorzeichen zur Nachfragefunktion.

Die nachfolgende Abbildung zeigt die klassische Angebotsfunktion (▸ Abb. 5.31).

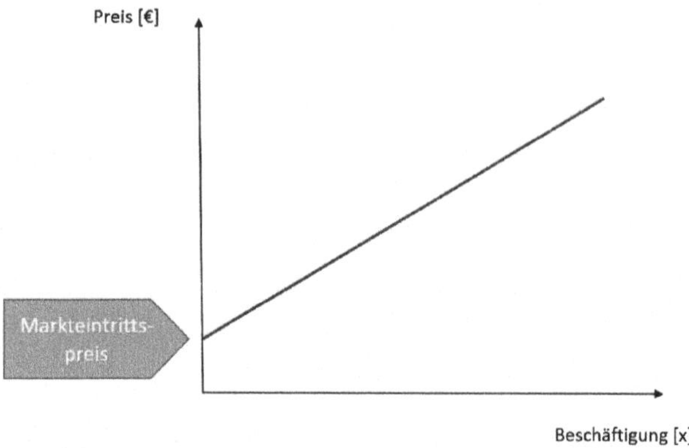

Abb. 5.31: Funktion des Angebotsverhaltens

Hauptaufgabe eines Marktes ist das Zusammenbringen von Angebot und Nachfrage. Stellt man die Nachfrage- und die Angebotsfunktion in einer gemeinsamen Abbildung dar, so erhält man das sogenannte Marktgleichgewicht an dem Punkt, an dem sich die Nachfragefunktion und die Angebotsfunktion schneiden. Bei diesem Marktgleichgewicht ist ein Preis gefunden, bei dem sowohl der Anbieter als auch der Nachfrager bereit sind zu verkaufen bzw. zu kaufen (▸ Abb. 5.32).

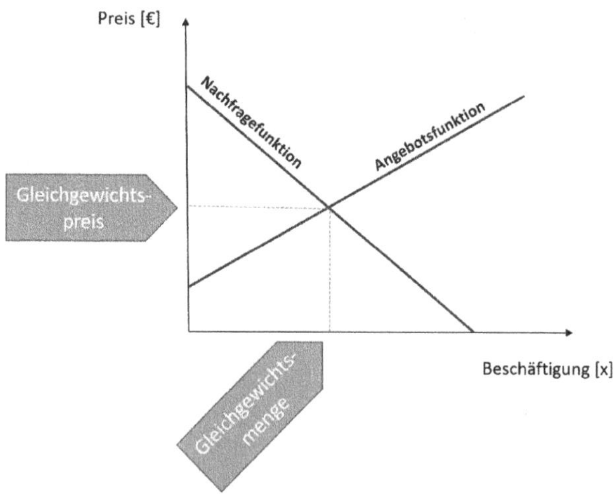

Abb. 5.32: Funktionale Darstellung des Marktgleichgewichts

Die Herleitung des Cournot'schen Punkts

Nach Erläuterung der zu Grunde liegenden Preis-Absatz-Funktion soll nun die Herleitung des Cournot'schen Punkts erfolgen.

Wie weiter oben erwähnt, gehen wir davon aus, dass ein Unternehmen im Wettbewerb steht und somit die Preisbildung des Marktes bei der eigenen Preisfindung akzeptieren und berücksichtigen muss.

Im gesuchten Cournot'schen Punkt gehen wir zudem von der Annahme aus, dass wir einen Monopolisten haben, der seinen Gewinn maximieren möchte.

Auf der Suche nach dem maximalen Gewinn kann der Anbieter den Preis variieren und das Preis-Mengen-Verhältnis abbilden. Hierzu nutzen wir die o. g. Preis-Absatz-Funktion.

Im Ergebnis erhalten wir dann die gewinnmaximale Preis-Mengen-Kombination.

Wir suchen also das Maximum der Gewinnfunktion.

Aus den Grundlagen der Kostenrechnung wissen wir, dass sich der Gewinn aus der Differenz der Erlösfunktion E(x) und der Kostenfunktion K(x) errechnen lässt.

$$G(x) = E(x) - K(x)$$

Darüber hinaus wissen wir, dass sich die Erlösfunktion aus dem Produkt des Stückerlöses und der Menge ergibt.

Sie lautet:

$$E(x) = e * x$$

Bei Berücksichtigung der Preisabsatzfunktion ersetzen wir jedoch den Stückerlös durch den Funktionsverlauf der Preis-Absatz-Funktion. Wir – relativieren – also den Erlös in Abhängigkeit von der Menge.

Unsere modifizierte Erlösfunktion lautet nun:

$$E(x) = p(x) * x$$

Zur Ermittlung des Maximums der Gewinnfunktion nutzen wir das bereits mehrfach verwendete Verfahren der Kurvendiskussion der Differentialrechnung.

Somit gilt:

$$G'(x) = 0 \text{ oder } G'(x) = E'(x) - K'(x) = 0$$

Formen wir diese Gleichung um, erhalten wir:

$$E'(x) = K'(x)$$

Der Cournot'sche Punkt geht also von der Annahme aus, dass es einen Punkt gibt, in dem die Steigung der Erlösfunktion und die Steigung der Kostenfunktion identisch sind. Haben wir diesen Punkt gefunden, projizieren wir ihn auf die Preis-Absatz-

Funktion und erhalten die gewinnmaximale Preis-Mengen-Kombination, den Cournot'schen Punkt. Dieses Vorgehen ist grafisch in der nachfolgenden Abbildung (► Abb. 5.33) aufbereitet.

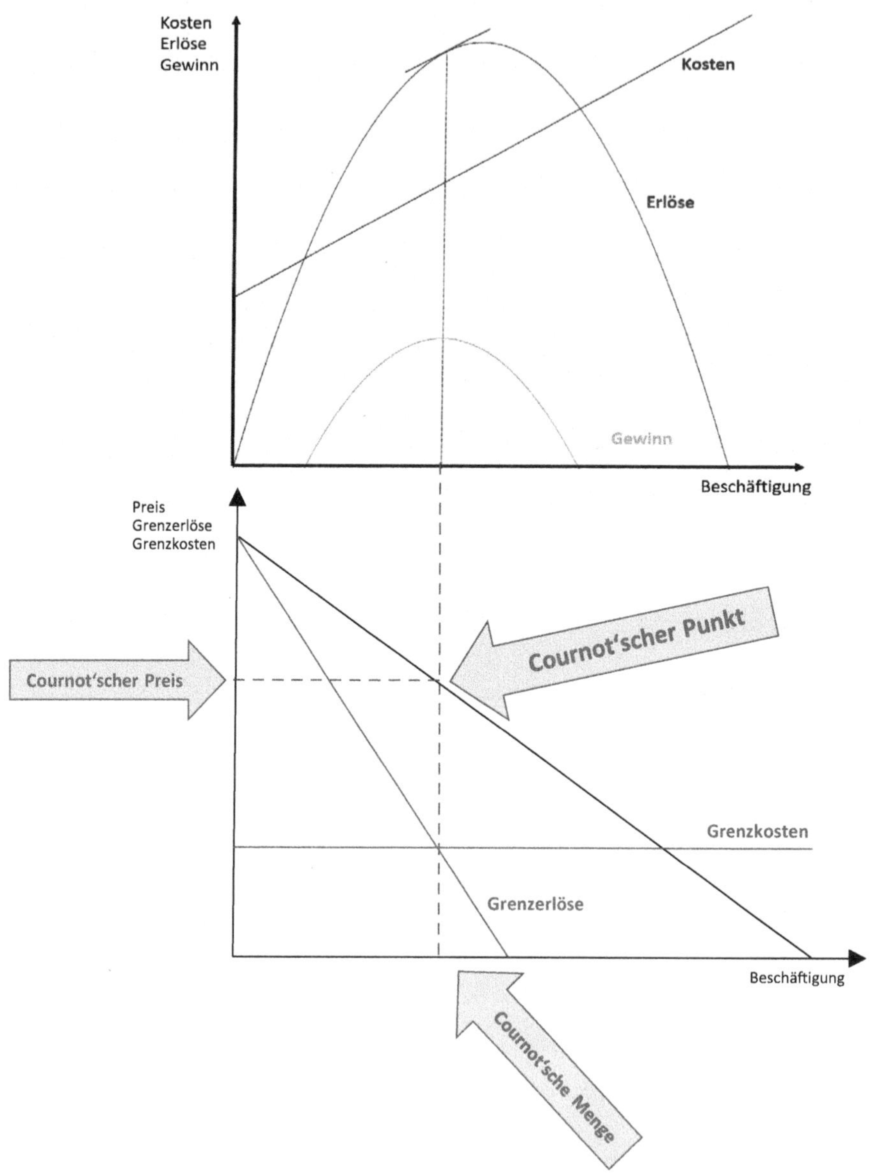

Abb. 5.33: Herleitung des Cournot'schen Punkts

Abschließendes Beispiel

Auch dieser Zusammenhang soll abschließend anhand eines Beispiels verdeutlicht werden.
Hierzu sind die Preisabsatzfunktion $p(x) = -3x + 60$ und die Kostenfunktion $K(x) = 120 + 3x^2$ eines Pharmaherstellers gegeben.
Die vorliegende Preis-Absatz-Funktion nutzen wir zunächst zur Ermittlung der Erlösfunktion, indem wir sie mit der Variablen x multiplizieren.

$$E(x) = p(x) * x = (-3x + 60) * x = -3x^2 + 60x$$

Diese Erlösfunktion leiten wir ab und erhalten:

$$E'(x) = -6x + 60$$

Ebenso verfahren wir mit der Kostenfunktion und erhalten:

$$K'(x) = 6x$$

Setzen wir nun die erste Ableitung der Erlös- und der Kostenfunktion gleich, ergibt sich folgender Rechenweg:

$$E'(x) = K'(x)$$
$$\Leftrightarrow -6x + 60 = 6x$$
$$=> x = 5$$

Setzen wir den Ergebniswert $x = 5$ in die Preisabsatzfunktion ein, erhalten wir bei dieser Beschäftigung den Preis im Cournot'schen Punkt. Er liegt bei 45 €.

$$p(5) = (-3 * 5 + 60) = 45\ €$$

Reflexionsfragen

- Was unterscheidet das Betriebsminimum vom Betriebsoptimum?
- In welcher Beziehung stehen Preis und Absatzmenge auf einem Käufermarkt?
- Wie ermittelt man das Betriebsminimum und das Betriebsoptimum?
- Warum wird der Cournot'sche Punkt ermittelt und wie macht man das?

5.11 Die Zielkostenrechnung

Lernziele

In diesem Unterkapitel lernen Sie, …

- warum Menschen, und erst recht Unternehmen im Gesundheitswesen, Ziele brauchen.
- warum man allein mit Zielen keinen Blumentopf gewinnen kann, sondern diese im Gesundheitswesen auch an den Interessen der Patienten und Sozialleistungsträger ausrichten sollte.
- was die Automobilindustrie, ein Käufermarkt und das Gesundheitswesen gemeinsam haben.
- warum man nicht nur Holz, sondern auch Kosten spalten kann.
- wieso der Gesetzgeber im Gesundheitswesen so nett zu den Krankenhäusern ist und diesen die Zielkosten quasi vorrechnet.

5.11.1 Das Wesen der zielorientierten Preisermittlung

Ähnlich wie bei der Betrachtung des Cournot'schen Punkts geht auch die Zielkostenrechnung davon aus, dass der Unternehmer nicht allein über den Preis seines Produktes entscheiden kann. In der Zielkostenrechnung wird dieser Ansatz sogar noch vertieft, indem bereits bei der *Kalkulation* eines Produktes eine Rückkopplung zu den potenziellen Abnehmern (i. d. R. den Kunden) hergestellt wird. Die Zielkostenrechnung wird daher auch als marktorientierte Produktentwicklung bezeichnet, die im Gegensatz zu den klassischen Kosten-Plus-Kalkulationsverfahren nicht davon ausgeht, was ein Produkt kosten wird, sondern was ein Produkt kosten darf. Im Kern widmet sie sich also eher dem Kostenmanagement und weniger der Kostenermittlung. Ursprünglich entspringt die Zielkostenrechnung dem anglo-amerikanischen Raum und trägt dort analoge Bezeichnungen wie beispielsweise Target Pricing oder Target Costing. Im deutschen Sprachgebrauch ist neben dem Begriff der Zielkostenrechnung auch das Zielkostenmanagement gebräuchlich.

Ihre Ursprünge hat die Zielkostenrechnung im Jahr 1965, als der Automobilhersteller Toyota erstmalig den Preis mit Hilfe einer Marktrückkopplung ermittelte. Mitte der 1980er Jahre verbreitete sich das Verfahren dann im anglo-amerikanischen Raum und erreichte schließlich auch den deutschen Markt. Während die ursprünglichen Branchen die Automobilindustrie, Elektroartikelhersteller oder der Maschinenbau waren, nutzt heute zunehmend auch die Gesundheitsökonomie die Ansätze der Zielkostenrechnung.

Die Idee der Zielkostenrechnung kann man besser verstehen, wenn man die Marktgegebenheiten ihrer Entstehungszeit betrachtet. In der Nachkriegszeit, die stark von einem Mangel an Gütern und Dienstleistungen geprägt war, existierte in allen Volkswirtschaften ein sogenannter Verkäufermarkt. Dies bedeutet, dass der Markt primär von den Verkäufern dominiert wurde und diese den Käufern den Preis vorgaben. Mit steigender Entwicklung der Volkswirtschaften und zunehmendem Wettbewerb wandelte sich jedoch die Marktbeziehung zwischen Verkäufern und Käufern, sodass Mitte der 1960er Jahre die Regeln des Marktes umschlugen. Nun hatten die Käufer die Möglichkeit, dominierend auf dem Markt aufzutreten, da sie eine Auswahl zwischen verschiedenen Verkäufern hatten. Dieser so entstandene Käufermarkt ist bis heute erhalten. Er macht es auf Seiten der Produzenten erforderlich, eine hohe Anzahl an Varianten mit resultierenden kurzen Produktlebenszyklen und einer schnellen Produkteinführung umsetzten zu können. Dies erreicht man u. a. durch eine Erhöhung des Automatisierungsgrades.

Auf einem derartigen Markt machte es auch Sinn, bereits bei der Kalkulation der Produkte und Dienstleistungen die Erfordernisse des Marktes zu berücksichtigen. Sollte sich später herausstellen, dass ein Unternehmen ein technisch ideales Produkt konstruiert und zum Verkauf angeboten hat, der Käufer es aber auf dem Markt nicht akzeptiert, weil u. U. der Preis oder seine Produkteigenschaften ungünstig sind, würde dies eine (extreme) Fehlinvestition für den Verkäufer bedeuten.

Mit Hilfe der Zielkostenrechnung versucht der Anbieter also zu einem sehr frühen Zeitpunkt der Produktentwicklung, die Interessen der Kunden zu ermitteln und diese in die Produktentwicklung einzubinden.

5.11.2 Zusammenhang der Begriffe

Während wir bei den traditionellen Kosten-Plus-Preiskalkulationen von einem Schema ausgehen, bei dem die Kosten für Personalaufwand und für Sachmittel, ergänzt um einen Gewinnaufschlag, zu einem Preis führen, verfolgt die Zielkostenrechnung einen alternativen Denkansatz.

In einem ersten Schritt wird der sogenannte Target-Price (Ziel-Preis) ermittelt. Er stellt den Preis dar, zu dem das Unternehmen unterstellt, dass es sein Produkt oder seine Dienstleistung auf dem Markt absetzten kann.

Von diesem Target-Price zieht es den eigenen Profit (Target-Profit) und die Kosten für Forschung, Entwicklung und Verwaltung (Overheads) ab.

Aus der Saldierung der vorgenannten Kosten ergeben sich die sogenannten Allowable Costs – die Kosten, die nach Ansicht des Unternehmens erlaubt sein sollten, um das Produkt später auch absetzen zu können.

In einem – meist parallelen – Prozess beauftragt die Unternehmensleitung die Produktentwicklung des Unternehmens, ein neues Produkt zu konstruieren und die hieraus resultierenden Kosten zu ermitteln. Diese sogenannten Drifting Costs stellen also einen grundsätzlich idealen Zustand ohne Berücksichtigung der Absatzlage des Unternehmens dar.

Da zu erwarten ist, dass die Drifting Costs nach Maßgabe der optimalen Produktion höher sein werden als die Allowable Costs, besteht nun die Aufgabe darin, diese Drifting Costs so lange anzupassen, bis sie die Allowable Costs erreicht haben. Diesen Vorgang bezeichnet man auch als das »Kneten der Kosten«.

Die so erreichten Zielkosten stellen den Ausgangspunkt für unsere folgenden Betrachtungen dar.

Das Verfahren der Zielkostenrechnung besteht aus den folgenden vier Schritten:

1. Festlegung der Zielkosten
2. Analyse der Zielkosten und deren Entstehung (sogenannte Zielkostenaufspaltung)
3. Kontrolle der Zielkosten
4. Einleitung von Maßnahmen zur Zielkostenerreichung

5.11.3 Die Verfahren zur Zielkostenfestlegung

Bei der Festlegung der Zielkosten kann das Unternehmen unterschiedliche Philosophien berücksichtigen, die mehr oder weniger eine Rückkopplung zu den Marktgegebenheiten ermöglichen.

Bekannt sind die folgenden fünf Verfahren, von denen das Verfahren Market-into-Company das gebräuchlichste ist.

- Beim Verfahren Market-into-Company ermittelt die Marketingabteilung des Unternehmens den Target-Price, das Management gibt den Target-Profit vor und die Allowable Costs werden als Preisobergrenze ermittelt.
  Hiernach wird die Produktentwicklung um eine Ermittlung der Drifting Costs gebeten.
  Im dritten Schritt wird mit Hilfe des »Knetens der Kosten« die Lücke zwischen Allowable Costs und Drifting Costs geschlossen.
- Beim Verfahren Out-of-Company wird die Preiskalkulation »aus dem Unternehmen heraus« durchgeführt. Dies erfolgt auf Basis der Erfahrung durch frühere Produkte, birgt jedoch die Gefahr, dass keine Rückkopplung zum Markt erfolgt.
- Beim Verfahren Into-and-Out-of-Company werden die Verfahren Market-into-Company und Out-of-Company miteinander verbunden. Hierdurch werden die Vorteile beider Verfahren genutzt. Das Verfahren ist sehr gründlich, dafür jedoch zeitintensiv und teuer.
- Beim Verfahren Out-of-Competitor wird der Preis auf Basis der Produkte bzw. Dienstleistung des Wettbewerbs kalkuliert. Hierbei bestehen grundsätzlich zwei Varianten:
  - Ein vergleichbares Produkt kann günstiger angeboten werden oder
  - ein besseres Produkt kann zu einem gleichen Preis angeboten werden.

  Nachteile dieses Verfahrens sind seine starke Vergangenheitsorientierung und das Verfolgen einer sogenannten Me-Too-Strategie – also einer Nachahmung des Wettbewerbers.
- Beim Verfahren Out-of-Standard-Costs erfolgt der Vergleich der Drifting Costs mit den Optimal Costs auf Basis eines Plankostenansatzes. Es bietet zwar den Vorteil einer sehr neutralen Preiskalkulation, die zudem frei von Preisschwankungen der Ressourcen oder Wettbewerbsprodukte ist, dafür besitzt es fast keine Marktorientierung und verfehlt somit recht klar das eigentliche Ziel der Zielkostenrechnung.

5.11.4 Die Aufspaltung der Kosten

Zentrale Aufgabe bei der Zielkostenrechnung ist die Aufspaltung der Zielkosten. Mit ihrer Hilfe wird das Produkt oder die Dienstleistung unter zwei Aspekten analysiert.

- Zunächst werden die Funktionen und Eigenschaften des Produktes voneinander getrennt, sodass beispielsweise Farbe, Form oder Bedienerfreundlichkeit als unterschiedliche Produktfunktionen benannt werden.
- Daran anschließend werden im Regelfall die Kunden befragt, welchen Nutzen sie den einzelnen Produktfunktionen zusprechen bzw. welche Funktionen ihnen wichtig oder weniger wichtig sind.

Mit Hilfe dieser differenzierten Betrachtung ermittelt die Zielkostenrechnung sogenannte Komponentengewichte oder Teilgewichte, die wiederum die Zielkosten der einzelnen Produktkomponenten vorgeben. Auf diese Weise kann das Unternehmen erfahren, ob es, beispielsweise in die Farbgebung, weitere Ressourcen oder in ergänzende Funktionen investieren sollte.

5.11.5 Beispiel zur Verdeutlichung

Mit Hilfe eines sehr einfachen Beispiels der Zielkostenrechnung soll das Procedere erläutert werden. Wir betrachten den Prozess der Patientenbehandlung in einem Krankenhaus. Hierbei unterstellen wir (sehr vereinfacht), dass dieser allein durch zwei Berufsgruppen geprägt wird.

Auf der einen Seite wirken die Pflegekräfte, auf der anderen Seite die Therapeuten (primär ärztlicher Dienst).

Das Controlling des Krankenhauses analysiert im ersten Schritt den Gesamtprozess und ermittelt, dass bisher die finanziellen Ressourcen eines Prozesses zur Patientenbehandlung im Durchschnitt zu 25 % für die Pflege und zu 75 % für den therapeutischen Anteil aufgewendet werden (► Abb. 5.34).

1. Prozessanalyse	
Teilprozess	Kostenanteil
Pflege (PD)	25%
Therapie (ÄD)	75%
Summe	100%

Abb. 5.34: Beispiel – Prozessanalyse

Im nächsten Schritt führt die Marketingabteilung des Krankenhauses eine Patientenbefragung durch und stellt die Frage: Welche Elemente sind für die Patienten in welcher quantitativen Größe von Interesse? Aus dieser Befragung ergibt sich, dass die Patienten das Krankenhaus vor allem auswählen, weil sie einerseits eine hohe Qualität, andererseits eine gute Unterkunft und Verpflegung erwarten. Hierbei wird ein leichtes Schwergewicht auf den Qualitätsaspekt (60 %) und ein etwas geringerer Anteil auf Unterkunft und Pflege (40 %) gelegt (► Abb. 5.35).

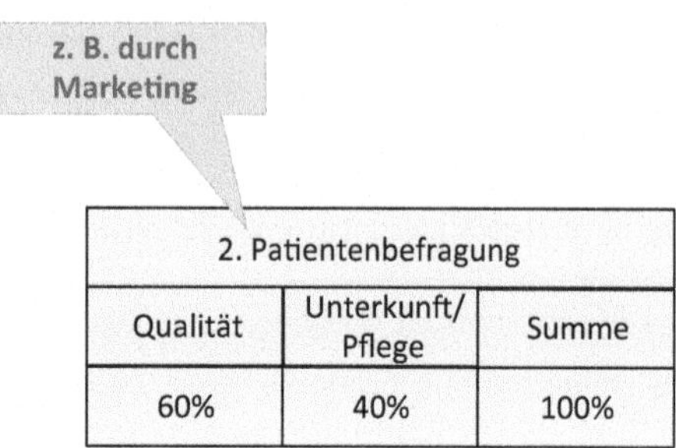

2. Patientenbefragung		
Qualität	Unterkunft/ Pflege	Summe
60%	40%	100%

Abb. 5.35: Beispiel – Patientenbefragung

In einem dritten Schritt legt die Geschäftsführung fest, in welchem Umfang die Pflege und der Therapeutenbereich genau diese beiden Elemente aus der Patientenbefragung (Qualität und Unterkunft/Pflege) beeinflussen. Hierbei ergibt sich, dass nach Ansicht der Geschäftsführung der Aspekt der Qualität zu 30 % von den Pflegenden und zu 70 % von den Therapeuten beeinflusst wird. Beim Teilprozess Unterkunft/Pflege geht die Geschäftsführung davon aus, dass dieser jeweils zu 50 % von den Pflegenden und den Therapeuten beeinflusst wird (► Abb. 5.36).

durch Geschäfts-führung

3. Anteil Teilprozesse an Behandlungsfunktionen		
Teilprozess	Qualität	Unterkunft/ Pflege
Pflege (PD)	30%	50%
Therapie (ÄD)	70%	50%
Summe	100%	10 0%

Abb. 5.36: Beispiel – Anteil Teilprozesse an Behandlungsfunktionen

Aus diesen Eingangsdaten ermittelt das Controlling des Krankenhauses die sogenannten Teilgewichte. Hierbei werden die Informationen aus der Patientenbefragung und der Einschätzung der Geschäftsführung miteinander in Verbindung gebracht.

Die Analyse zeigt, dass bei einer Gewichtung der Teilprozesse mit den Informationen aus der Patientenbefragung die Pflege den Prozess zu 38 %, die Therapeuten den Prozess zu 62 % beeinflussen sollten (► Abb. 5.37).

4. Teilgewichte			
Teilprozess	Qualität	Unterkunft/ Pflege	Summe
Pflege (PD)	60% von 30% = 18%	40% von 50% = 20%	38%
Therapie (ÄD)	60% von 70% = 42%	40% von 50% = 20%	62%
Summe	60%	40%	100%

Abb. 5.37: Beispiel – Teilgewichte

In der abschließenden Zielkostenmatrix werden die Informationen des Controllings zu den aktuellen durchschnittlichen Kostenanteilen und die ermittelten Teilgewichte miteinander in Beziehung gesetzt. Hierbei wird ein Quotient aus Teilgewicht und Kostenanteil ermittelt.

5. Zielkostenmatrix			
Teilprozess	Kostenanteil (KA)	Teilgewicht (TG)	TG ÷ KA
Pflege (PD)	25%	38%	1,52
Therapie (ÄD)	75%	62%	0,83
Summe	100%	100%	

Abb. 5.38: Beispiel – Zielkostenmatrix

Bei der Gegenüberstellung des Kostenanteils der Pflege und des Teilgewichts Pflege ergibt sich ein Zielkostenindex von 1,52. Dies bedeutet, dass das Teilgewicht einen größeren Anteil erlauben würde, als aktuell über die Kosten zugesteuert wird. Das Krankenhaus könnte also hierbei die Ressourcen stärker zu Gunsten der Pflegenden vergeben.

Bei der Betrachtung des therapeutischen Anteils ergibt sich ein Zielkostenindex von 0,83 (► Abb. 5.38). Dies bedeutet, dass das Teilgewicht im Verhältnis zu den zugesteuerten Ressourcen zu niedrig ist. Hier sollte versucht werden, den Kostenanteil für den therapeutischen Teilprozess zu senken.

Der Zusammenhang zwischen Teilgewicht und Kostenanteil als sogenannter Zielkostenindex kann in der nachfolgenden Grafik (► Abb. 5.39) sehr plastisch dargestellt werden. Der Wert des Teilprozesses Pflege stellte eine günstige Konstellation dar, da der Zielkostenindex größer als 1,0 ist. Hingegen stellt der Zielkostenindex für den therapeutischen Anteil eine ungünstige Konstellation dar, da der Zielkostenindex unter 1,0 ist.

Ein Zielkostenindex, der genau den Wert 1,0 ausweist, verdeutlicht eine Entsprechung des Teilgewichts und des Kostenanteils in gleicher Höhe. Es entsteht also weder ein Ungleichgewicht zu Gunsten der Kosten noch zu Gunsten der Teilgewichte. An dieser Stelle ist kritisch anzumerken, dass Behandlungsprozesse in der Regel von medizinischen Notwendigkeiten und nicht durch Betrachtung des Controllings geprägt sein müssen. Gleichwohl sollte das Krankenhaus in der vorliegenden Beispielkonstellation überlegen, ob Ressourcen aus dem therapeutischen Bereich zu Gunsten des pflegerischen Bereiches verschoben werden könnten. In der nachfolgenden Abbildung (▶ Abb. 5.39) sind die drei oben erläuterten Fälle des Zielkostenindexes grafisch aufbereitet.

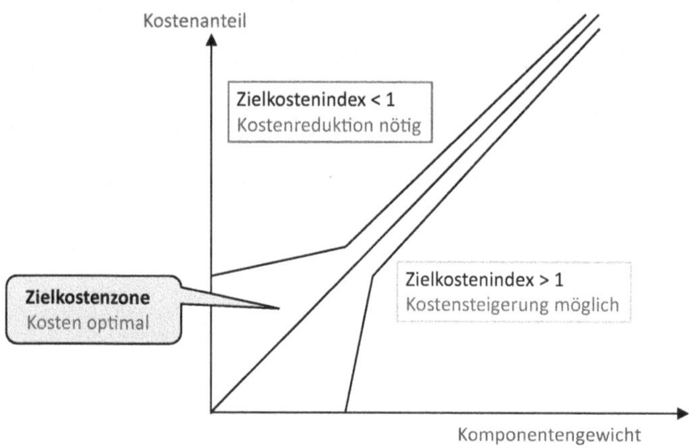

Abb. 5.39: Grafische Zielkostenmatrix

5.11.6 Vor- und Nachteile der Zielkostenrechnung

Zu den Vorteilen der Zielkostenrechnung gehört, dass mit ihrer Hilfe sehr gut Schwachstellen im Entwicklungsprozess aufgedeckt und u. U. Lösungen mit geringeren Kosten gefunden werden können. Bei Nutzung des Verfahrens Market-into-Company werden sogar Lieferanten-, Kunden- und Wettbewerbsbeziehungen berücksichtigt und das Unternehmen kann im Produktlebenszyklus frühzeitig mit dem Kostenmanagement beginnen.

Allerdings birgt das Verfahren auch alle klassischen Nachteile eines Vollkostenrechnungssystems, denn hierum handelt es sich. Es wird nicht differenziert nach direkten und indirekten bzw. fixen und variablen Kosten.

Zudem sind Kundennutzen, Target-Profit und die Vorgabe der Beendigung des »Knetens« stets subjektive Entscheidungen. Aufgrund der Vorgabe dieser Eckdaten durch die Geschäftsführung kann es zudem zu Akzeptanzproblemen kommen.

Gerade im Gesundheitswesen besteht bei Anwendung des Verfahrens die Gefahr des Qualitätsverlusts, da u. U. an kritischen Ressourcen (z. B. der Pflege) gespart wird.

5.11.7 Übertragung der Zielkostenrechnung auf das Gesundheitswesen

Es stellt sich nun die Frage, ob die Zielkostenrechnung auch im Gesundheitswesen sinnvoll eingesetzt werden kann, wo doch kein echter Markt vorliegt.

Zudem muss sich bei allen Verfahren des Controllings im Gesundheitsbetrieb die Frage anschließen, ob ihre Anwendung einen praxisrelevanten Gewinn bringt oder lediglich den ergänzenden Möglichkeiten der Controllingabteilung entspringt.

Bereits im Jahr 1993 hinterlegte der Gesetzgeber im Rahmen der Überarbeitung des SGB V an zahlreichen Stellen budgetorientierte Ansätze zur Festlegung der Budgets der Gesundheitsbetriebe. Aufbauend auf der sogenannten Einnahmenorientierten Ausgabenpolitik dominieren seither administrativ vorgegebene Erlösstrukturen den Gesundheitsmarkt, die von den Gesundheitsbetrieben nur in engen Grenzen beeinflusst werden können. Diese Einflussmöglichkeiten erstrecken sich in der Regel auf Budgetverhandlungen bei den Krankenhäusern und die Mitsprache bei der Festlegung bundeseinheitlicher Entgeltsysteme. Allein aus dieser Perspektive wäre die Anwendung der Zielkostenrechnung im Gesundheitswesen nicht gewinnbringend. Allerdings verstärkt sich in den letzten Jahren die Wettbewerbsintensität auf dem Gesundheitsmarkt. Auch hier formulieren die Abnehmer der Gesundheitsleistungen (Patienten und Sozialleistungsträger) deutlich ihre Wünsche, sodass in engen Grenzen auch im Gesundheitswesen von einem Käufermarkt gesprochen werden kann. Es macht daher durchaus Sinn, frühzeitig auch für Gesundheitsbetriebe die Möglichkeiten und Notwendigkeit einer Zielkostenbetrachtung bei der Leistungserstellung zu erkennen und zu berücksichtigen. Schließlich erwartet dies sogar der Gesetzgeber im Rahmen des § 17 Absatz 1 KHG, indem er die Eigenverantwortung des Krankenhauses für die eigene Wirtschaftlichkeit einfordert.

Auch bei der Betrachtung der Entgeltsysteme hat sich seit dem Jahr 1993 eine starke Veränderung, insbesondere auf dem Krankenhausmarkt, ergeben. Während in den Jahren 1993 bis 2002/2003 die Krankenhäuser hausindividuelle Pflegesätze verhandeln durften, wurden sukzessive landeseinheitliche bzw. bundeseinheitliche Fallpauschalensysteme implementiert (▸ Abb. 5.40). Selbst wenn das bundeseinheitliche Fallpauschalensystem bis zum heutigen Tag nicht in vollem Umfang realisiert wurde (keine Einheitlichkeit der Basisfallwerte), lässt sich ein deutliches Bestreben des Gesetzgebers hierzu erkennen. Es macht also durchaus Sinn, die Ansätze der Zielkostenrechnung auch im Krankenhauswesen zu beachten.

Hierzu liefert sogar das Entgeltsystem selbst entsprechende Ansätze. Zu jedem Entgelt wird die zugrundeliegende Kostenstruktur im Rahmen des DRG-Browsers durch das Institut für Entgelte im Krankenhaus (InEK) veröffentlicht (▸ Abb. 5.41).

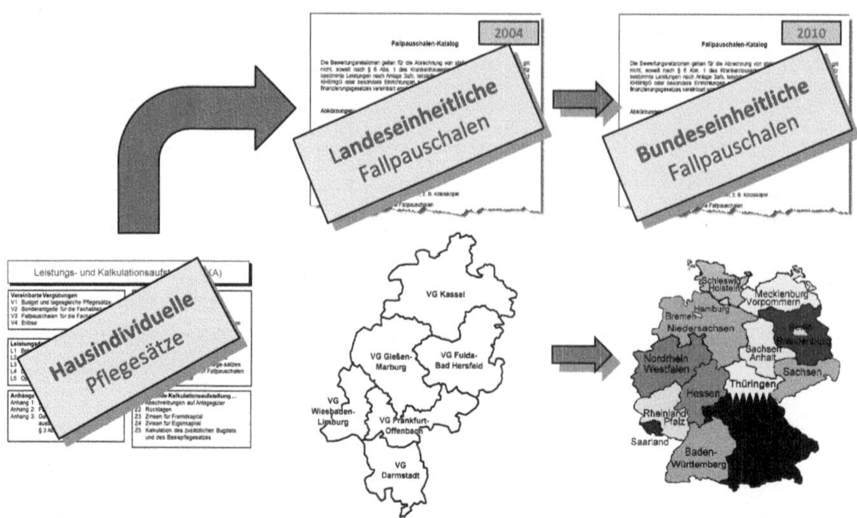

Abb. 5.40: Entgelt- und Budgetermittlung im Zeitablauf

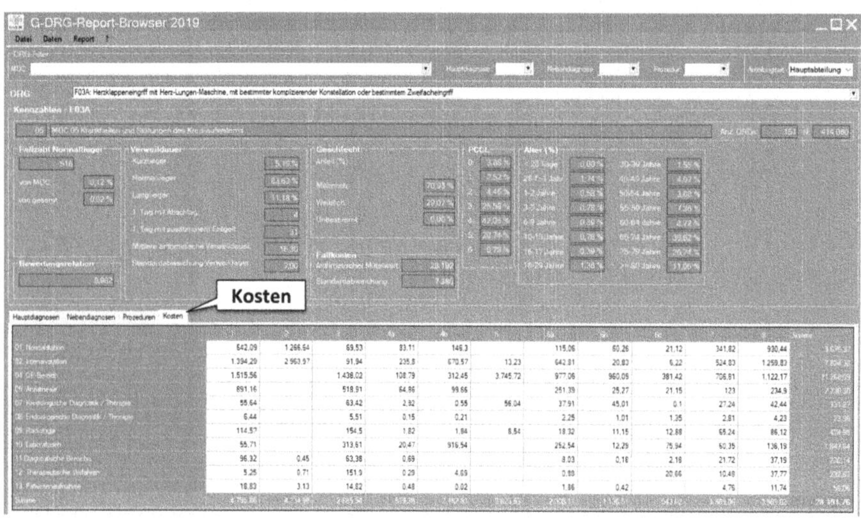

Abb. 5.41: InEK-Matrix

5.11.8 Die Eignung der Zielkostenrechnung für die Gesundheitsökonomie

Eine Anwendung der Zielkostenrechnung im Gesundheitswesen bietet – wie in allen übrigen Branchen auch – eine bessere Ausrichtung der Dienstleistungen an den Patientenbedürfnissen.

Darüber hinaus können Kostenoptimierungspotenziale aufgezeigt werden, da die Erlöse nur sehr begrenzt beeinflusst werden können.

Insbesondere im Bereich der Materialwirtschaft oder der Zielvereinbarungen mit leitenden Ärzten kann die Zielkostenrechnung einen wesentlichen Beitrag zur wirtschaftlichen Steuerung der Gesundheitsbetriebe liefern.

Neben den im vorigen Unterkapitel (▸ Kap. 5.11.7) erläuterten limitierenden Wirkungen der gesetzlichen und gesundheitspolitischen Regulierungen auf die Zielkostenrechnung birgt diese – wie bereits erwähnt – auch den Nachteil der Subjektivität. Die Interessen der Patienten und auch der Entscheider im Gesundheitsbetrieb werden gemäß subjektiver Einschätzung berücksichtigt.

Aufgrund der noch immer vorhandenen möglichen Erlösänderung durch Budgetänderungen (z. B. durch Budgetverhandlungen oder Ausgleichsmechanismen) können Überschüsse bzw. Verluste nur über die Betrachtung der Kosten beeinflusst werden.

Schließlich – und das stellt die wohl größte Gefahr für die Gesundheitsbetriebe dar – droht bei einer konsequenten Umsetzung der Zielkostenrechnung ein Qualitätsverlust, falls defizitäre Zielkostenindizes lediglich unter dem Blickwinkel der Kosteneinsparung optimiert werden.

Würdigt man die angedeuteten Vor- und Nachteile bei der Anwendung der Zielkostenrechnung im Gesundheitsbetrieb, so überwiegen zunächst die Vorteile. Die Zielkostenrechnung wird durch die Vorgaben des Gesetzgebers (Wirtschaftlichkeitsprinzip § 12 SGB V oder Einnahmenorientierte Ausgabenpolitik) begünstigt. Zudem »erzwingt« die Vergütungsstruktur eigentlich eine Anwendung der Zielkostenrechnung.

Zu bedenken ist jedoch, dass lediglich ein Teil der Gesundheitsbetriebe – insbesondere der Krankenhäuser – das Management der Zielkosten aktiv umsetzt, da hiermit ein recht hoher Aufwand und hohe Kosten verbunden sind. Dabei wäre eine Anwendung der Zielkostenrechnung in Kombination mit der verwandten Prozesskostenrechnung oder anderen Kostenrechnungssystemen mehr als sinnvoll.

Vor dem Hintergrund der stark patientenorientierten (u. U. sogar extrem individualisierten) Gesundheitsdienstleistung sollte ihr Einsatz kritisch reflektiert werden. Denn ursprünglich war die Zielkostenrechnung für leicht standardisierbare Leistungen gedacht, also eher für die Produktion gleichartiger Stückzahlen.

Reflexionsfragen

- Weshalb kann es sinnvoll sein, den Kunden nach seinen Wünschen zu fragen?
- Seit wann gibt es die Zielkostenrechnung und was ist der Kern ihrer Überlegungen?
- Wie lauten die Grundbegriffe der Zielkostenrechnung und was bedeuten sie?
- Wie kann ein Preis für die Zwecke der Zielkostenrechnung ermittelt werden?
- Welcher Methodik folgt der Ansatz der Zielkostenrechnung? Wie verläuft das Verfahren?
- Was ist ein Zielkostenindex und was folgt aus ihm?

- Welche Übertragungsmöglichkeiten der Zielkostenrechnung in das Gesundheitswesen sind denkbar?
- Welche Einwände können Kritiker einer Anwendung im Gesundheitswesen entgegenhalten?

5.12 Das Zero-Based-Budgeting

Lernziele

In diesem Unterkapitel lernen Sie, ...

- warum eine Planung auf Basis der *Null* nicht immer schlecht ist, aber schlecht wird, wenn man nicht weiterrechnet.
- wie viel Arbeit hinter einem Null-Budget-Ansatz steckt.
- warum die Budgetsystematik im Krankenhaus eigentlich Zero-Based-Krankenhaus-Budgeting heißen sollte.

5.12.1 Die Notwendigkeit einer Planung vom Nullpunkt im Gesundheitswesen

Ein für das Controlling im Gesundheitsbetrieb sehr interessantes Instrument ist das Zero-Based-Budgeting (ZBB). Es wird auch als »Planung vom Nullpunkt« bezeichnet und stellt eine Budgetplanung ohne Berücksichtigung vergangener Aspekte in das Zentrum seiner Überlegung. Es wird also vollständig auf die Fortschreibung eines bisherigen Budgetansatzes verzichtet. Im Gesundheitsbetrieb ist das ZBB daher besonders für Krankenhäuser bei der Findung des medizinisch leistungsgerechten Budgets von Interesse. Nach § 17 Absatz 1 KHG sind Krankenhäuser verpflichtet, ihre Pflegesätze (also auch das Budget) im Voraus zu bemessen.

> *Die Pflegesätze und die Vergütung für vor- und nachstationäre Behandlung nach § 115a SGB V sind für alle Benutzer des Krankenhauses einheitlich zu berechnen. Die Pflegesätze sind im Voraus zu bemessen. Bei der Ermittlung der Pflegesätze ist der Grundsatz der Beitragssatzstabilität (§ 71 Abs. 1 SGB V) nach Maßgabe dieses Gesetzes und des Krankenhausentgeltgesetzes zu beachten. Überschüsse verbleiben dem Krankenhaus; Verluste sind vom Krankenhaus zu tragen. [...]* (§ 17 Absatz 1 KHG)

Hierfür bestehen grundsätzlich zwei Möglichkeiten:

1. Die pauschale Fortschreibung des Budgets aus Werten der Vorjahre.
2. Die Ermittlung eines medizinisch leistungsrechten Budgets auf Basis der geplanten Leistungen.

Im Folgenden soll der Prozess des ZBB anhand einer vereinfachten Darstellung des Budgetprozesses im Krankenhaus erläutert werden.

5.12.2 Wie es ursprünglich gedacht war...

Der ursprüngliche Prozess der Budgetfindung im Krankenhausbereich geht davon aus, dass das Krankenhaus eine individuelle Forderung präsentiert.

> *Nach Maßgabe der § § 3 bis 6a und unter Beachtung des Versorgungsauftrags des Krankenhauses (§ 8 Abs. 1 Satz 3 und 4) und der Einhaltung der Vorgaben des Mindestmengenkatalogs nach § 136b Absatz 1 Satz 1 Nummer 2 SGB V regeln die Vertragsparteien nach § 18 Abs. 2 des Krankenhausfinanzierungsgesetzes (Vertragsparteien) in der Vereinbarung das Erlösbudget nach § 4, die Summe der Bewertungsrelationen, die sonstigen Entgelte nach § 6, die Erlössumme nach § 6 Absatz 3, das Pflegebudget nach § 6a, die Zu- und Abschläge und die Mehr- und Mindererlösausgleiche. Die Vereinbarung ist für einen zukünftigen Zeitraum (Vereinbarungszeitraum) zu schließen.* (§ 11 Absatz 1 KHEntgG)

Der Prozess der Budgetfindung für das Krankenhaus setzt sich hierbei aus vier Schritten zusammen:

1. Das Krankenhaus ermittelt seine Planleistungen auf Basis einer Recherche, die sich aus den vergangenheitsorientierten Leistungsdaten des Krankenhauses, einer (aktualisierenden) Befragung der Leistungserbringer und einer Einschätzung der künftigen Situation für den kommenden Pflegesatzzeitraum ergibt.
2. Nach Ermittlung des o. g. Leistungsgerüstes muss das Krankenhaus hieraus seinen Personal- und Sachmittelbedarf ableiten. Dies erfolgt in der Regel mit Hilfe von Kennzahlen oder einer traditionellen Personalbedarfsermittlung.
3. Da die Budgetverhandlung das Budget als monetäre Größe betrachtet, muss der zuvor ermittelte Personal- und Sachmittelbedarf in Eurobeträgen bewertet werden.
4. Aus der Summe der Einzelbudgets ergibt sich die Gesamtsumme des geplanten (leistungsgerechten) Budgets, welches zwischen den Vertragsparteien (Krankenhaus und Sozialleistungsträgern) zu verhandeln ist.

Im Zeitalter der fallorientierten Entgelte könnte ein derart feingliedriger Planungsprozess grundsätzlich entfallen, da die Krankenhäuser ihr Budget nach Maßgabe der Leistungsplanung, eines bundesweit vorgegebenen Entgeltkatalogs und eines Basisfallwerts ermitteln. Allerdings müssen die Krankenhäuser auch heute noch sowohl die Anzahl der einzelnen Leistungen als auch eventuelle Abweichungen von den Standardbewertungen des Katalogs ermitteln, sodass auf die Kalkulation des Budgets nicht vollständig verzichtet werden kann. Dieser Prozess folgt grundsätzlich den Annahmen und Regelungen des ZBB.

5.12.3 Voraussetzung zur Anwendung des Zero-Based-Budgeting

Das ZBB stellt eine sehr anspruchsvolle und aufwendige Methodik für das Controlling im Gesundheitsbetrieb dar. Dies resultiert primär aus den umfangreichen

Vorarbeiten zur Strukturierung der Prozesse, denn jeder Arbeitsgang im Leistungsprozess muss als sogenanntes Entscheidungspaket beschrieben werden. Hiernach sind die Budgets bis herunter auf die wirtschaftlich noch vertretbare Einheit (i. d. R. Kostenstelle) zu kalkulieren.

Es versteht sich von selbst, dass ein derart komplexer Vorgang eine präzise Festlegung der strategischen und operativen Ziele voraussetzt.

Da das Gesamtbudget in Teilbudgets untergliedert wird, müssen die Eckdaten dieser Teilbudgets in den Dimensionen Inhalt, Ausmaß und zeitlicher Bezug festgelegt werden.

Die Idee des ZBB setzt voraus, dass zunächst keine Begrenzung des Ressourcen-Verbrauchs vorgegeben wird. Zudem erfolgt die Orientierung der (Kostenstellen-) Teilbudgets an den erforderlichen Mitteln und nicht an den Plan-Erlösen.

Schließlich muss sich jede Entscheidungseinheit (i. d. R. durch den Entscheider) in Bezug auf ihr Leistungsniveau und das Kosten-Nutzen-Verhältnis rechtfertigen.

Exkurs: Alles nichts Neues! Die Interne Budgetierung im Krankenhaus

Bereits vor ca. 30 Jahren nutzten die Krankenhäuser das Instrument des Zero-Based-Budgeting. Allerdings nannte man es damals Interne Budgetierung. Die Vorgehensweise war identisch, aber mit Einführung immer stärker pauschalierter Entgeltsysteme und Entgeltverhandlungen im Sinne pauschaler Fortschreibung geriet sie in Vergessenheit.

Die Unternehmensberatung Ernst & Young hatte sogar im März 1992 ein Gutachten mit dem Titel »Ermittlung des Standes der Internen Budgetierung in Hessischen Krankenhäusern – Ist-Analyse und Soll-Konzeption« erstellt.

Betrachtet man die damals formulierten Beschreibungen und Ziele der Internen Budgetierung, so erinnern diese stark an das Zero-Based-Budgeting.

Die Interne Budgetierung wurde seinerzeit charakterisiert als

- die zahlenmäßige Darstellung geplanter Kosten auf der Basis geplanter Leistungen,
- mit deren Hilfe eine differenzierte Planung von Leistungen nach Art und Menge ermöglicht und
- deren Kosten für jeden nach Verantwortlichkeit abgrenzbaren Teilbereich auf der Basis der geplanten Leistungen separat ausgewiesen werden sollten.

Sie verfolgte nahezu inhaltsgleiche Ziele wie das ZBB:

- Unterstützung der wirtschaftlichen Betriebsführung durch stärkere Einbeziehung von leitenden Mitarbeitern in die wirtschaftliche Mitverantwortung
- Erhöhung der Identifikation des Einzelnen mit den Unternehmenszielen des Krankenhauses durch Einräumung größerer Entscheidungs- und Gestaltungsspielräume

- Integration möglichst aller Budgetbereiche und Leistungsebenen
- Ergänzung der bereits vorhandenen Instrumente des Rechnungswesens

Und auch die Voraussetzungen im Krankenhaus erinnern stark an das ZBB:

- Ermittlung klarer Zielvorgaben
- Transparenz im Betriebsablauf
- Großes Engagement aller Beteiligten
- Aktive Nutzung des Instruments durch die Beteiligten
- Motivation aller Beteiligten durch die Führungskräfte
- Akzeptanz im gesamten Krankenhaus
- Angemessenes Verhältnis der Kosten zum erreichbaren Nutzen

Und würde man heutzutage Schaubilder zur Verdeutlichung des ZBB erstellen, sähen diese sicher aus wie seinerzeit die Schaubilder zur Internen Budgetierung (▸ Abb. 5.42–5.44).

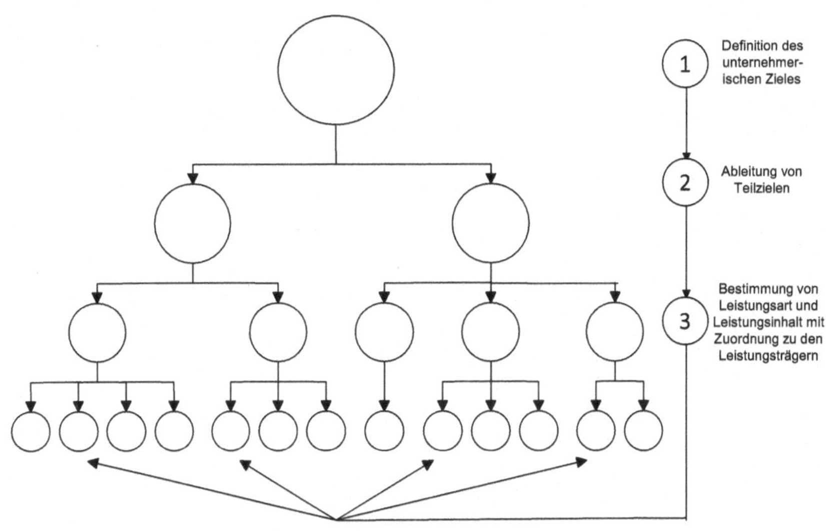

Abb. 5.42: Interne Budgetierung – Top-Down-Planung (1)

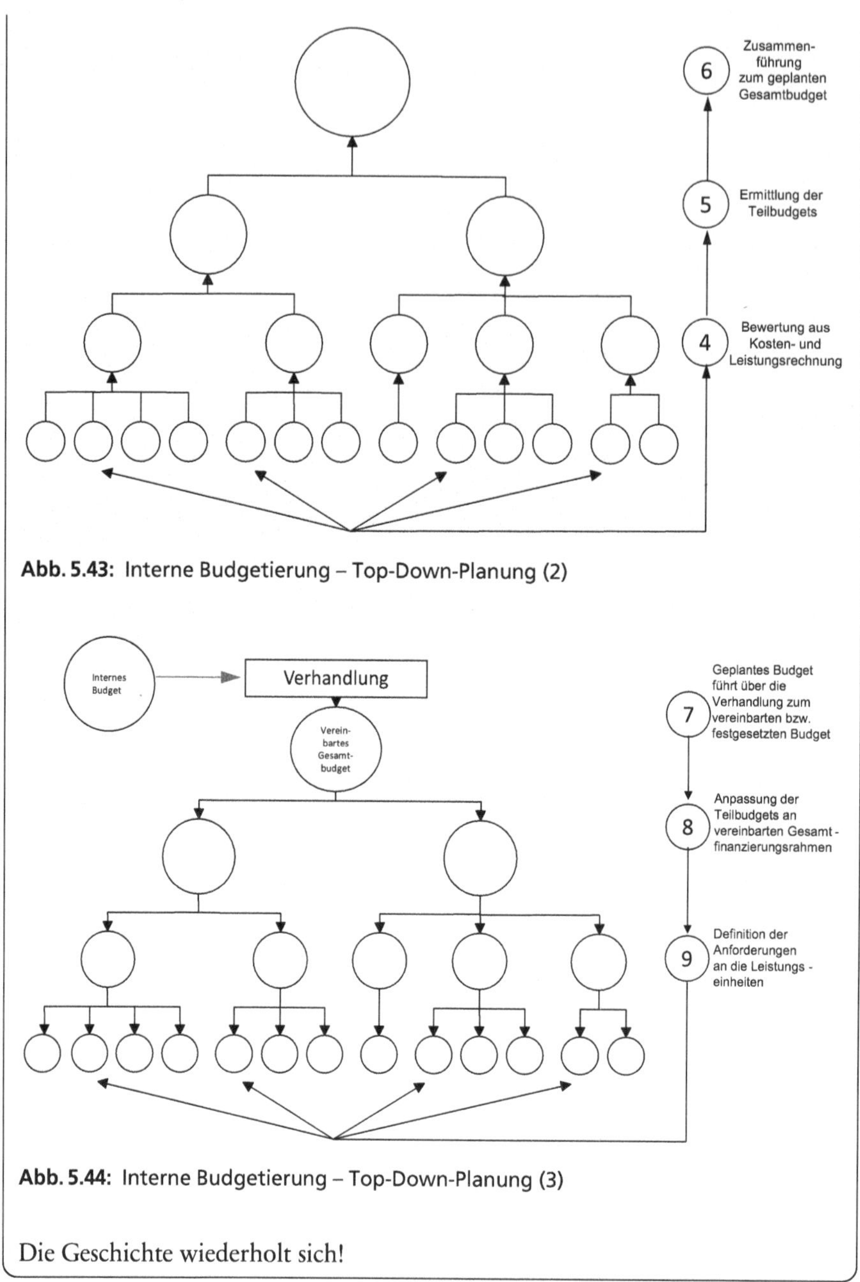

Abb. 5.43: Interne Budgetierung – Top-Down-Planung (2)

Abb. 5.44: Interne Budgetierung – Top-Down-Planung (3)

Die Geschichte wiederholt sich!

5.12.4 Die kritische Bewertung des Zero-Based-Budgeting

Wie bereits erwähnt stellt die Anwendung des ZBB für den Gesundheitsbetrieb ein sehr aufwendiges Verfahren dar. Nicht nur, dass die einzelnen Leistungsprozesse beschrieben sein müssen, grundsätzlich muss auch eine saubere Kostenstellenhierarchie im Gesundheitsbetrieb vorliegen.

Zudem ist der Prozess des ZBB ein sehr kommunikationsintensiver, da jeder Entscheidungsträger sich in Bezug auf Kosten- und Nutzenorientierung rechtfertigen muss.

Dennoch stellt das ZBB eine echte Chance für den Gesundheitsbetrieb dar, da auf diese Weise das Budget in seiner ursprünglichen Bedeutung nicht nur fortgeschrieben, sondern kalkuliert werden kann.

Reflexionsfragen

- Welche gesetzlichen Rahmenparameter begünstigen die Anwendung des Zero-Based-Budgeting?
- Auf Basis welcher Voraussetzungen kann das Verfahren angewendet werden?
- Wie ist das Zero-Based-Budgeting zu bewerten?

5.13 Kennzahlen und Kennzahlensystem im Gesundheitswesen

Lernziele

In diesem Unterkapitel lernen Sie, …

- was Kennzahlen mit Steuerung zu tun haben.
- warum es nicht immer ausreicht, nur Behandlungstage zu zählen.
- dass nicht jeder Behandlungstag auch ein Berechnungstag ist und Fall nicht gleich Fall.
- warum Kennzahlen allein nicht viel bringen, aber Kennzahlensysteme den Controller glücklich machen können.
- weshalb zu viele Kennzahlen auch nicht immer gut sind.
- wieso nicht nur Ärzte und Apotheker, sondern auch Controller gelegentlich auf Wechselwirkungen hinweisen sollten.

5.13.1 Die grundlegenden Kennzahlen im Gesundheitsbetrieb

Die Verdichtung betriebswirtschaftlicher Inhalte im Gesundheitsbetrieb stellt von jeher eine große Herausforderung für das Controlling dar. Auf diese Weise werden Informationen zusammengefasst. Nicht selten werden hierfür Kennzahlen verwendet, die auf einen Blick wesentliche Informationen liefern.

Bei jeder Anwendung von Kennzahlen sollte die Zielsetzung erkennbar sein und eine Vergleichbarkeit hergestellt werden können. Kennzahlen sollten aktuell, verständlich und benutzerfreundlich sein und dem Nutzer einen echten Mehrwert an Informationen bieten. Doch sollte das Controlling nie die wirtschaftliche Erstellung der Kennzahl aus den Augen verlieren.

Traditionell werden im Gesundheitsbetrieb insbesondere folgende Kennzahlen genutzt:

- Fallzahl
- Behandlungstag
- Pflegetag
- Berechnungstag
- Verweildauer
- Nutzungsgrad

Einige dieser Kennzahlen finden sich mit unterschiedlichen Definitionen in verschiedenen Bereichen des Gesundheitswesens.

So kennt beispielsweise der ambulante Sektor im Rahmen des Einheitlichen Bewertungsmaßstabs die Definition eines Falls, ebenso wie der stationäre Bereich im Rahmen der DRG-Abrechnung.

Während jedoch der Einheitliche Bewertungsmaßstab die Falldefinition des Bundesmantelvertrags für Ärzte nutzt, erfolgt im Krankenhausbereich eine abweichende Definition des Falls.
Definition aus dem BMV-Ä (ambulanter Bereich):

> *Die gesamte von derselben Arztpraxis (Vertragsarzt, Vertragspsychotherapeut, Berufsausübungsgemeinschaft, Medizinisches Versorgungszentrum) innerhalb desselben Kalendervierteljahres an demselben Versicherten ambulant zu Lasten derselben Krankenkasse vorgenommene Behandlung gilt jeweils als Behandlungsfall.* (§ 21 Absatz 1 Satz 1 BMV-Ä)

Definition aus der Fallpauschalenvereinbarung (stationärer Bereich):

> *Die Fallpauschalen werden jeweils von dem die Leistung erbringenden Krankenhaus nach dem am Tag der voll- oder teilstationären Aufnahme geltenden Fallpauschalen-Katalog und den dazu gehörenden Abrechnungsregeln abgerechnet. Im Falle der Verlegung in ein anderes Krankenhaus rechnet jedes beteiligte Krankenhaus eine Fallpauschale ab. Diese wird nach Maßgabe des § 3 gemindert; dies gilt nicht für Fallpauschalen, die im Fallpauschalen-Katalog als Verlegungs-Fallpauschalen gekennzeichnet sind; für diese Verlegungsfälle sind beim verlegenden Krankenhaus die Regelungen des Absatzes 3 entsprechend anwendbar. Eine Verlegung im Sinne des Satzes 2 liegt vor, wenn zwischen der Entlassung aus einem Krankenhaus und der Aufnahme in einem anderen Krankenhaus nicht mehr als 24 Stunden vergangen sind.* (§ 1 Absatz 1 FPV)

Hauptunterscheidungskriterium der Falldefinition im ambulanten und im stationären Sektor ist die Gültigkeit des Falls. Derartige Beispiele können in großer Zahl gefunden werden. Allen Kennzahlenüberlegungen gemeinsam ist jedoch die Zielsetzung: Es soll versucht werden, mit möglichst wenig Aufwand möglichst schnell und transparent eine Information in verdichteter Form darzustellen.

Nachfolgend werden exemplarisch einige Definitionen von Kennzahlen im Krankenhaus dargestellt.

Pflegetag (PT)

Der Pflegetag stellt ein Maß für die Behandlung des Patienten dar. An jedem dieser (Kalender-)Tage ist der Patient anwesend und wird medizinisch behandelt.

Berechnungstag (BT)

Der Berechnungstag stammt aus der Frühzeit der Krankenhausfinanzierung. Die Vergütung erfolgte nicht nach einem fallorientierten Entgelt wie heute (Fallpauschale bzw. DRG), sondern für jeden Anwesenheitstag des Patienten, an dem das Krankenhaus einen tagesgleichen Pflegesatz abrechnen konnte. Diese Form der Vergütung findet sich heute noch in stationären Rehabilitationseinrichtungen.

Auf Basis einer Formulierung des Gesetzgebers, dass der Entlassungs- oder Verlegungstag des Patienten nicht bzw. Aufnahme- und Entlassungstag zusammen lediglich einen Berechnungstag ergeben, lautet die Formel zur Ermittlung der Berechnungstage für einen Behandlungsfall:

$$\mathrm{BT} = \sum PT - 1$$

Von der Summe der Behandlungstage pro Patient (= Pflegetage) wird ein Tag abgezogen.

Sofern die Gesamtzahl der Berechnungstage zu ermitteln ist, erfolgt dies nach folgender Formel:

$$\sum \mathrm{BT} = \sum \mathrm{PT} - \mathrm{FZ}$$

Von der Gesamtsumme der Behandlungstage aller Patienten wird je Patient ein Tag abgezogen, also die Summe aller Behandlungsfälle.

Fallzahl (FZ)

Wie bereits weiter oben ausgeführt, ist die Definition des Falles kontextabhängig. Im Krankenhaus wird die Fallzahl aus dem arithmetischen Mittelwert der Summe aus Aufnahmen und Entlassungen errechnet.

$$\mathrm{FZ} = \frac{(\mathrm{Aufnahmen} + \mathrm{Entlassungen})}{2}$$

Dies ist in einer Besonderheit der Patientenbehandlungen im Krankenhaus begründet und resultiert aus einer Initiative der statistischen Ämter bei der Krankenhausstatistik.

Während die ambulante Fallzählung grundsätzlich am Ende eines Quartals auch das Ende eines Falls definiert (s. o.), kann dies im stationären Bereich nicht unterstellt werden. Betrachtet man den Jahresbeginn, so befinden sich am 1. Januar eines jeden Jahres bereits Patienten im Krankenhaus; betrachtet man das Jahresende, so können nicht alle Patienten am 31. Dezember des Jahres entlassen werden. Diese Besonderheit beschreibt man mit dem Begriff Überliegerpatienten.

Da jedoch primär aus Gründen der Vergleichbarkeit auf die Fälle eines Kalenderjahres abgestellt werden sollte, hat die Krankenhausstatistik hieraus eine Besonderheit abgeleitet: Gezählt werden nicht die Fälle, sondern je Fall die Aufnahme und die Entlassung. Patienten, die sich bereits zu Beginn eines Jahres im Krankenhaus befinden, werden demzufolge nicht als Aufnahme gezählt, weil diese bereits im Vorjahr erfolgte. Entsprechend werden Patienten, die sich über den letzten Tag des Jahres im Krankenhaus befinden auch nicht als Entlassung gezählt. In diesem konstruierten Fall würde beispielsweise ein Patient, der im Vorjahr aufgenommen und erst im übernächsten Jahr entlassen würde, im betrachteten Jahr überhaupt nicht als Fall gezählt werden. Patienten, deren Aufnahme im betrachteten Jahr liegt, deren Entlassung aber erst im Folgejahr möglich ist, würden als halber Fall gezählt werden. Der statistische Fall wird also in einen halben Fall für die Aufnahme und einen halben Fall für die Entlassung des Patienten gegliedert (► Abb. 5.45).

2012	2013	2014	Errechnete Fallzahl (2013)
A●—	—●E		0,5
	A●—●E		1,0
	A●—	—●E	0,5
			Σ 2,0

Abb. 5.45: Ermittlung der Fallzahl

Verweildauer (VD)

Die Verweildauer stellt eine Kennzahl zur Betrachtung der durchschnittlichen Anwesenheit des Patienten im Krankenhaus dar. Allerdings existieren zwei Berechnungsweisen: Während die durchschnittliche Verweildauer nach Maßgabe der Berechnungstage auf der Anzahl der durchschnittlich einer Vergütung zu Grunde liegenden Tage basiert, zeigt die durchschnittliche Verweildauer auf Basis der Pflegetage die Anzahl der durchschnittlich einer Behandlung zu Grunde liegenden Tage. Die Erstgenannte wird daher für Zwecke der Budgetermittlung, die Letztgenannte für versorgungswissenschaftliche Betrachtungen (z. B. bei der Landeskrankenhausplanung) genutzt.

$$VD = \frac{BT}{FZ}$$

Nutzungsgrad (NG)

Der Nutzungsgrad verdeutlicht die Auslastung der Ressourcen (im Krankenhaus also der zur Verfügung stehenden Betten).

Er stellt eine Relation des Outputs (Zähler) und des Inputs (Nenner) dar. Im Zähler dieses Bruchs werden die geplanten oder erbrachten Berechnungstage des Krankenhauses ausgewiesen. Im Nenner des Bruchs wird das Produkt aus den zur Verfügung stehenden Bettenkapazitäten (sogenannte Planbetten, PB) und den Betriebstagen des Krankenhauses gebildet. Für den Fall, dass ein Krankenhaus also sämtliche Betten an allen Tagen des Jahres belegt hätte, müsste die Kennzahl den Wert 1,0 bzw. 100 % ergeben.

$$NG = \frac{BT}{PB * Tage} * 100$$

Zu beachten ist, dass der Nutzungsgrad für einzelne Fachabteilungen, aber auch für das gesamte Krankenhaus, ermittelt werden kann. Gebräuchlich ist die Ermittlung für das gesamte Krankenhaus.

Darüber hinaus ist bei der »Anzahl der Tage« die Betriebstätigkeit eines Krankenhauses bzw. einer Fachabteilung zu bedenken. Bei einer volljährigen Betriebstätigkeit des Krankenhauses bzw. der Fachabteilung liegt der Wert bei 365 Tagen (bzw. 366 in einem Schaltjahr). Für eine unterjährige Betriebstätigkeit (z. B. Fünf-Tage-Woche) läge er entsprechend bei ca. 210 Tagen pro Jahr. Der Sinn einer derartigen Berücksichtigung der Unterjährigkeit liegt darin, dass der Nutzungsgrad bei einer Berechnung auf Basis von 365/366 Tagen zu gering wäre, da sich die Berechnungstage aus genau dieser Unterjährigkeit ableiten und an Tagen, an denen eine Abteilung geschlossen ist, keine Patienten behandelt werden können.

In seltenen Fällen weicht das Krankenhausmanagement von der Vorgabe der Planbetten gemäß Landeskrankenhausplanung ab und stellt mehr oder weniger Betten zur Behandlung der Patienten zur Verfügung. Wenn eine derartige Betrachtung im Zeitalter der fallpauschalierten Entgelte auch nur noch eine untergeordnete Bedeutung hat, wäre bei der Kennzahl dann der Wert der Planbetten durch den Wert der aufgestellten Betten zu ersetzen.

Neben den klassischen Kennzahlen des Krankenhauses finden sich ergänzend weitere Kennzahlen. Diese betrachten beispielsweise die Fehlzeitenquote der Mitarbeiter, die Kosten je Vollkraft oder die Quote der Prüfungen durch den Medizinischen Dienst der Krankenversicherung (MDK).

Abwesenheitsquote

Die auch als Fehlzeitenquote bezeichnete Kennzahl stellt das Verhältnis der Zeiten aus Abwesenheit der Mitarbeiter, einer Berufsgruppe oder einzelner Personen und der Bruttojahresarbeitszeit dar. Die Bruttojahresarbeitszeit verdeutlicht hierbei die maximal mögliche Anwesenheitsdauer (in Stunden) ohne Berücksichtigung von Ausfallzeiten (Urlaub, Krankheit, Fortbildung etc.).

$$\text{Abwesenheitsquote} = \frac{\text{Abwesenheit [Stunden]}}{\text{Bruttojahresarbeitszeit [Stunden]}} * 100$$

Kosten je Vollkraft (VK)

Für die Zwecke der Budgetermittlung werden häufig Kennzahlen ermittelt, die die Personalkosten in das Verhältnis zur Anzahl der Vollkräfte bringen. Hierdurch wird der durchschnittliche Aufwand je Vollkraft (100 %) ermittelt.

$$\text{Kosten (VK)} = \frac{\text{Kosten je Personalgruppe}}{\text{Anzahl Vollkräfte}}$$

Quote der MDK-Prüfungen

Die Quote der MDK-Prüfungen verdeutlicht, in welchem Umfang Patientenrechnungen durch den Medizinischen Dienst der Krankenversicherung in seiner Funktion als Gutachter der Krankenkassen geprüft werden.

$$\text{MDK-Quote} = \frac{\text{Anzahl MDK-Prüfungen}}{\text{Anzahl Patientenabrechnungen}} * 100$$

Zur Verfeinerung der Kennzahl kann die Anzahl der Patientenrechnungen mit den Rechnungsbeträgen gewichtet werden.

Unrealistisch – aber ideal – wäre eine Quote in Höhe von 0 %, realistisch wäre eine Quote von 10–15 %. Die Ausprägung hängt jedoch von der Referenzgröße ab und bietet absolut gesehen nur sehr wenig Aussagekraft.

5.13.2 Weiterentwicklung einer kennzahlenbasierten Steuerung mit Hilfe von Kennzahlensystemen

Die Verbindung der Kennzahlen zu Kennzahlensystemen

In nur wenigen Fällen genügt die Betrachtung mit Hilfe einer einzigen verdichteten Kennzahl der Beschreibung komplexer Sachverhalte im Gesundheitsbetrieb. Vielmehr zeigt sich oftmals, dass eine Kombination aus Kennzahlen den Zwecken des Controllings im Gesundheitsbetrieb besser Rechnung trägt. Bereits an dieser Stelle sei gemahnt, dass derartige Kennzahlensysteme keinen Selbstzweck besitzen sollten. Sie müssen sich vielmehr am Erkenntnisgewinn orientieren und dem Nutzer auf einen Blick sachgerechte Informationen liefern.

In der Literatur wurden daher an zahlreichen Stellen Anforderungen an Kennzahlensystemen formuliert, die im Folgenden summarisch zusammengefasst werden.

Die Anforderungen an Kennzahlensysteme

Ideale Kennzahlensysteme ermöglichen eine Betrachtung von Vergangenheit, Gegenwart und Zukunft und bilden eine beschränkte Anzahl an Kennzahlen ab. Einige Kennzahlen sollten eine langfristige, andere eine kurzfristige Orientierung besitzen.

Das Kennzahlensystem sollte flexibel anpassbar sein und sich an den Zielen des Gesundheitsbetriebs orientieren. Das kann einerseits bedeuten, dass bei neuen Fragestellungen u. U. neue Kennzahl ergänzt, andererseits bei wegfallenden Fragestellungen u. U. Kennzahl gelöscht werden.

Die berühmtesten Vertreter der Kennzahlensysteme orientieren sich an einer oder mehreren Spitzenkennzahlen (z. B. Return on Investment, ROI), bieten jedoch eine sinnvolle Ordnung einer begrenzten Anzahl an Kennzahlen, die sich gegenseitig ergänzen und nicht im Widerspruch zueinander stehen. Für die Nutzer der Kennzahlensysteme ist es von Bedeutung, dass die Kennzahlen entscheidungsrelevant und anwenderorientiert sind und individuell an den Zweck der Beschreibung angepasst werden können.

Grundsätzlich können nach Steger (2017) drei Arten von Kennzahlensystemen unterschieden werden (vgl. auch ▸ Abb. 5.46).

1. Reine Rechensysteme, die eine mathematische und logische Verbindung der Kennzahlen herstellen. Hierzu zählt beispielsweise das DuPont-Kennzahlensystem.
2. Reine Ordnungssysteme, die lediglich eine logische Verbindung der Kennzahlen darstellen. Hierunter fällt beispielsweise das System der Balanced Scorecard.
3. Aus den beiden vorgenannten Systemen ergeben sich Mischformen, die die Eigenschaften der Rechen- und Ordnungssysteme ineinander vereinen. Hierunter fällt beispielsweise das vom Zentralverband der Elektrotechnischen Industrie (ZVEI) entwickelte ZVEI-Kennzahlensystem.

Gerade im Gesundheitswesen wird der Controlling-Interessierte recht bald bemerken, dass die rein finanzwirtschaftliche Ausrichtung eines Kennzahlensystems nur bedingt zum Erfolg führt. Abgesehen davon, dass eine derartige Betrachtung allein auf vergangenheitsorientierten Daten der Finanzbuchhaltung basiert, kann hiermit nur begrenzt dem sehr dynamischen Umfeld des Gesundheitsbetriebs Rechnung getragen werden. Dies ist beispielsweise ein Grund dafür, warum das DuPont- oder das ZVEI-Kennzahlensystem im Gesundheitswesen recht selten Anwendung finden.

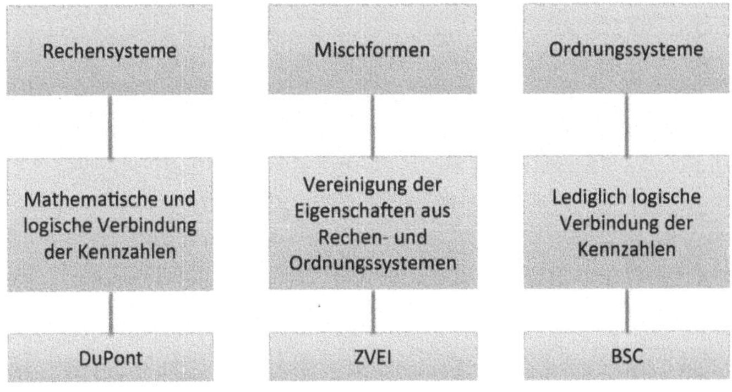

Abb. 5.46: Arten von Kennzahlensystemen nach Steger

Allerdings führt auch die Anwendung rein wertorientierter Kennzahlensystematiken, die im Kern die Maximierung einer Spitzenkennzahl verfolgen, im Gesundheitswesen ebenfalls nicht zum Ziel. Hierfür ist die Betrachtung des Gesundheitsbetriebs zu vielschichtig.

Trotz des relativ hohen Aufwands setzten sich im Gesundheitswesen immer stärker Kennzahlensysteme durch, die nicht ausschließlich eine monetäre Orientierung aufweisen. Man spricht hier von sogenannten Performance-Measurement-Systemen. Neben monetären Aspekten berücksichtigen sie auch nicht monetäre. Hierzu zählen beispielsweise das bekannte European Foundation of Quality Management (EFQM)-Kennzahlensystem oder das System der Balanced Scorecard.

Eine Auswahl an relevanten Kennzahlensysteme wird in den nachfolgenden Unterkapiteln (► Kap. 5.13.3–5.13.5) näher beschrieben.

5.13.3 Das DuPont-Kennzahlensystem

Die Herkunft des DuPont-Kennzahlensystems

Das DuPont-Kennzahlensystem ist ein Vertreter der reinen Rechensysteme. Es ist das älteste Kennzahlensystem. Es wurde bereits im Jahr 1919 durch einen amerikanischen Chemiekonzern entwickelt.

In seinem Aufbau folgt es rein monetären Größen und dient der Bilanzanalyse und Unternehmenssteuerung. Im Mittelpunkt steht die Gesamtkapitalrendite (also der ROI).

Das Ziel des DuPont-Kennzahlensystems besteht somit nicht in einer Gewinnmaximierung, sondern in einer Maximierung des Ergebnisses pro eingesetzter Kapitaleinheit.

Als ältestes Kennzahlensystem dient es beispielsweise dem ZVEI-Kennzahlensystem als Vorbild.

Der Aufbau des DuPont-Kennzahlensystems

Das DuPont-Kennzahlensystem besitzt eine Pyramidenstruktur, bei der sich jede darunter liegende Ebene an dem jeweils oberhalb liegenden Ergebnis orientiert. In der Spitze der Pyramide steht der ROI, der beispielsweise aus der Multiplikation der Umsatzrentabilität und der Umschlaghäufigkeit oder der sogenannten Kapitalumschlaghäufigkeit ermittelt wird.

Es ist leicht zu erkennen, das sämtliche Kennzahlen des DuPont-Kennzahlensystems allein aus Bilanz und Gewinn- und Verlustrechnungen erhoben werden können (► Abb. 5.47).

Die Vor- und Nachteile des DuPont-Kennzahlensystems

Zu den Vorteilen des DuPont-Kennzahlensystems gehört seine Orientierung am Rentabilitätsziel des Unternehmens. Es kombiniert interne und externe Informationen auf

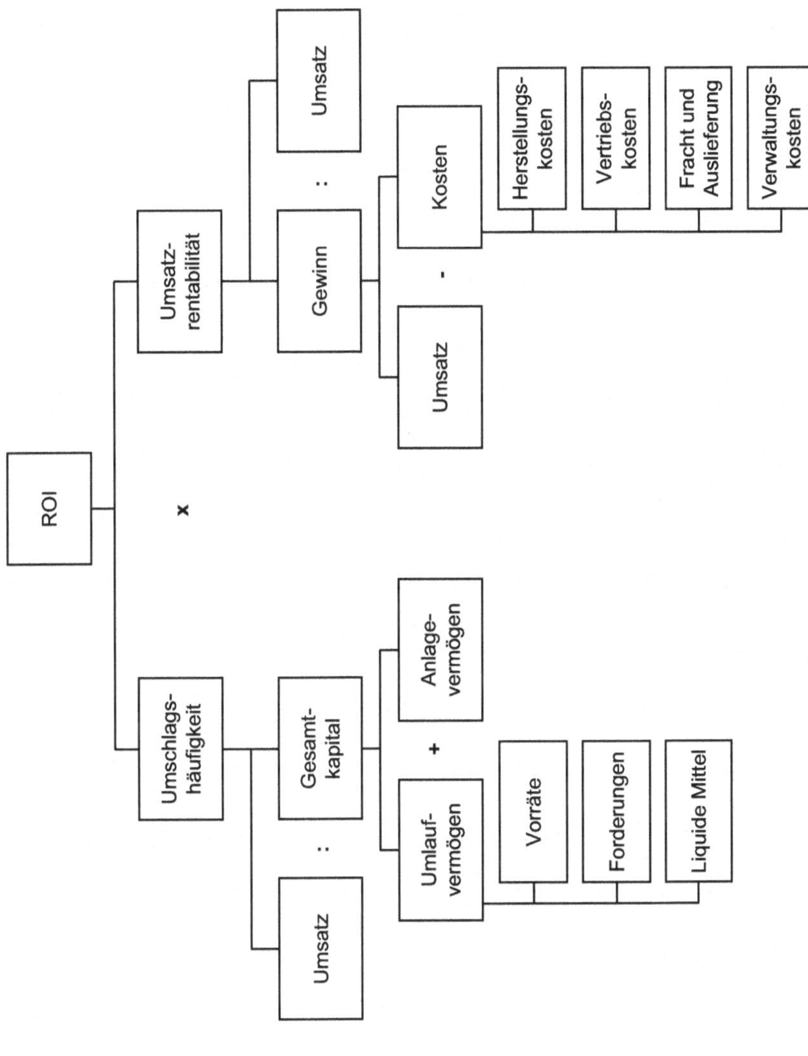

Abb. 5.47: Aufbau des ROI-Systems (Quelle: in Anlehnung an Weber/Schäffer 2011, S. 190; Davis 1950, S. 7)

Basis des betrieblichen Rechnungswesens. Mit seiner Hilfe können (zumindest in Ansätzen) Veränderungen des Unternehmens und seiner Umsysteme Berücksichtigung finden. Die zu Grunde liegenden Kennzahlen aus dem betrieblichen Rechnungswesen sind sehr einfach zu ermitteln. Aufgrund seiner Orientierung am externen Rechnungswesen und einiger weniger Informationen des internen Rechnungswesens ist leicht die Vergleichbarkeit mit anderen Unternehmen herzustellen. Zudem ist das System aufgrund seines recht transparenten und einfachen Aufbaus sehr flexibel erweiterbar.

Wie jedes Kennzahlensystem birgt es jedoch auch Nachteile. Hierzu gehört zunächst, dass es sich lediglich an monetären Größen orientiert. Insbesondere im Gesundheitswesen ist diese fehlende Wert- bzw. Output-Orientierung problematisch. Das System blickt zurück, ist also vergangenheitsorientiert. Die alleinige Orientierung am ROI ist gerade im Gesundheitswesen problematisch, da sie der hohen Komplexität des Gesundheitsbetriebs nicht in ausreichendem Maße Rechnung tragen kann. Schließlich besteht ein großes Risiko, Kennzahlen durch bilanzpolitische Maßnahmen zu verfälschen und so den Aussagewert des Kennzahlensystem zu verschlechtern.

5.13.4 Das ZVEI-Kennzahlensystem

Die Herkunft des ZVEI-Kennzahlensystems

Das ZVEI-Kennzahlensystem stellt eine Weiterentwicklung des DuPont-Kennzahlensystems dar, da es neben Bilanz und Gewinn- und Verlustrechnung auch Informationen aus der Kosten- und Leistungsrechnung und der innerbetrieblichen Leistungsverrechnung im Gesundheitsbetrieb ermöglicht.

Sein oberstes Ziel ist die Ermittlung der Effizienz des Unternehmens. Diese Effizienzbeurteilung wird nicht allein auf Basis der Gesamtkapitalrendite beurteilt. Vielmehr wir versucht, die Rentabilität und zugleich die Liquidität des Unternehmens zu betrachten.

Der Aufbau des ZVEI-Kennzahlensystems

Das ZVEI-Kennzahlensystem (▸ Abb. 5.48) ist differenzierter aufgebaut als das zuvor beschriebene DuPont-Kennzahlensystem. Innerhalb des ZVEI-Kennzahlensystems wird nach einer Wachstums- und einer Strukturanalyse differenziert. Es dient daher zugleich als Analyse- und Planungsinstrument, da es sowohl in der Lage ist, die derzeitige Struktur als auch zukünftige Potentiale zu verdeutlichen.

Bezogen auf die Dimension Wachstum werden beispielsweise die Vertriebstätigkeit, Ergebnisentwicklung, Kapitalbindung sowie Wertschöpfung und Beschäftigung betrachtet.

Bei der Analyse der Struktur geht man zwar grundsätzlich ebenfalls von der Eigenkapitalrentabilität des Unternehmens aus, bildet hierunter jedoch Kennzahlengruppen die sich wie folgt untergliedern:

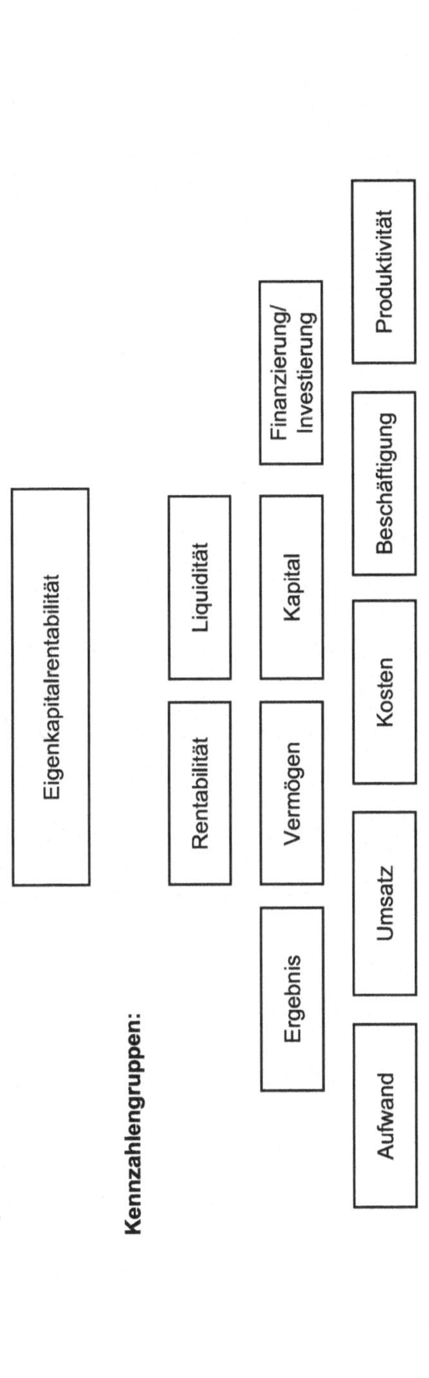

Abb. 5.48: Kennzahlen der Strukturanalyse aus dem ZVEI-System (Quelle: Zentralverband Elektrotechnik und Elektronikindustrie (ZVEI) 1989, S. 43)

1. Rentabilität und Liquidität
2. Ergebnis, Vermögen, Kapital, Finanzierung/Investition
3. Aufwand, Umsatz, Kosten, Beschäftigung und Produktivität

Auch das ZVEI-Kennzahlensystem folgt einer Pyramidenstruktur. Allerdings ist diese Pyramide aus Untersegmenten zusammengesetzt (► Abb. 5.48).

Insgesamt vereint das ZVEI-Kennzahlensystem 210 Kennzahlen, die sich wiederum aus 88 Hauptkennzahlen und 122 Hilfskennzahlen ergeben.

Bereits an dieser Stelle sei erwähnt, dass die Anwendung des ZVEI-Kennzahlensystems häufig vermieden wird, weil es eine viel zu differenzierte Betrachtung des jeweiligen Betriebs bildet. 210 Kennzahlen zu ermitteln, birgt nicht nur einen hohen Aufwand, sondern gleichzeitig eine hohe Fehlerquote.

Die Vor- und Nachteile des ZVEI-Kennzahlensystems

Zu den Vorteilen des ZVEI-Kennzahlensystems gehört, dass es auf Basis recht einfach verfügbarer Eingangsdaten erstellt werden kann. Zudem ist es relativ übersichtlich und leicht zu erstellen. Es greift die Nachteile des DuPont-Kennzahlensystems auf und ergänzt es um eine Wachstumsanalyse. Darüber hinaus können Rentabilität, Liquidität und Produktivität berücksichtigt werden.

Allerdings birgt das System auch einige Nachteile. Bereits erwähnt wurde die recht hohe Zahl an Kennzahlen. Darüber hinaus stellt es eine komplexe Aufgabe dar, zwischen Ertragskraft- und Risikokennzahlen zu differenzieren. Dies macht das ZVEI-Kennzahlensystem, insbesondere in der Praxis der Gesundheitsbetriebe, schwer anwendbar. Kritiker des Systems werfen ihm zudem vor, dass es ebenfalls nur ein Unternehmensziel (nämlich die Eigenkapitalrentabilität) im Fokus habe. Schließlich besitzt das System trotz einer hohen Differenzierung und einer retrospektiven Betrachtung leider keine Möglichkeiten einer Frühwarnung.

Es verwundert daher nicht, dass dieses System kaum Bedeutung für den Gesundheitsbetrieb entwickelt hat.

Reflexionsfragen

- Welche (eher eindimensionalen) Kennzahlen gibt es für die Gesundheitsbetriebe und wie sind diese definiert?
- Warum machen Kennzahlensysteme noch mehr Sinn im Gesundheitswesen?
- Welche Anforderungen sind an Kennzahlensysteme zu stellen?
- Welche Merkmale besitzt das DuPont-Kennzahlensystem und das ZVEI-Kennzahlensystem?
- Worin liegen die Vorteile der beiden Systeme und welche Nachteile können benannt werden?

5.13.5 Die Balanced Scorecard

Lernziele

In diesem Unterkapitel lernen Sie, ...

- warum der Controller gern in der Balance ist.
- was Aspekte im Controlling zu suchen haben.
- warum wir auf dem Markt nachfragen sollten, ob wir eine gute Dienstleistung erbringen.
- wieso die eigentliche Arbeit bei der Balanced Scorecard lange vor ihrer Nutzung beginnt.

Die Herkunft und das Wesen der Balanced Scorecard

Ein Vertreter der Performance-Measurement-Kennzahlensysteme ist die Balanced Scorecard. Sie wurde 1992 durch Kaplan und Norton an der Harvard Business School entwickelt und hat zum Ziel, den Unternehmenserfolg auf Basis monetärer und nicht monetärer Kennzahlen zu ermitteln. Außerhalb des Gesundheitswesens besitzt sie schon heute eine hohe Akzeptanz. So verwenden der einschlägigen Literatur zufolge mehr als 50 % der Dax-100-Unternehmen die Balanced Scorecard.

Wie bei den anderen Kennzahlensystemen handelt es sich bei der Balanced Scorecard um ein Kennzahlensystem, das jedoch individuell für das einzelne Unternehmen angepasst werden kann und muss.

Kaplan und Norton gingen davon aus, dass ein Unternehmen nicht allein durch monetäre Kennzahlen gesteuert werden kann und entwickelten daher eine Methode zur Systematisierung monetärer und nicht monetärer Kennzahlen. Durch diese sehr umfassende Betrachtungsweise stellt die Balanced Scorecard eher ein Steuerungsinstrument für das Management und weniger ein Dokumentationssystem für das Controlling dar.

Bei der Umsetzung der Balanced Scorecard liegt ein großer Schwerpunkt auf dem Begriff »Balanced«. Das Konzept der Balanced Scorecard geht von einer Ausgewogenheit aller betrachteten Aspekte aus, die sich im Gleichgewicht befinden sollen.

Das Gleichgewicht zeigt sich sodann in folgenden Begriffspaaren:

- Es werden monetäre und nicht monetäre Größen betrachtet. Dies sind beispielsweise der ROI und die Kundenzufriedenheit.
- Die Balanced Scorecard vereinigt strategische und operative Größen.
- Bei der Verbindung einer Markt- bzw. Wettbewerbssicht und der Innensicht des Unternehmens werden externe und interne Größen miteinander verbunden.
- Verbunden werden ebenfalls quantitative und qualitative Größen. Das heißt: Die Balanced Scorecard kombiniert messbare und nichtmessbare Elemente.

Aspekte der Balanced Scorecard

Der Aufbau des Kennzahlensystems wird in vier Aspekte gegliedert. Dies sind die finanzielle Perspektive, die Kundenperspektive, die interne Prozessperspektive und die Innovationsperspektive (▸ Abb. 5.49), die im Folgenden näher beschrieben werden.

- Bei der finanziellen Perspektive werden Informationen des internen und externen Rechnungswesens betrachtet und die Frage aufgeworfen, wie sich die finanzielle Situation des Gesundheitsbetriebs darstellt. Beispiele für diese Betrachtung sind das Umsatzwachstum, der Gewinn, die Umsatzrentabilität, der Cash Flow oder der ROI.
- Bei der Betrachtung der Kundenperspektive werden Beobachtungen der Kunden und Märkte analysiert und die Frage beantwortet, wie die Kunden des Gesundheitsbetriebs diesen sehen. Mögliche Kennzahlen sind der Marktanteil, die Kunden- bzw. Patientenakquise und Patientenbindung, die Patientenzufriedenheit oder die Beschwerdehäufigkeit.
- Die interne Prozessperspektive erwägt die Chancen durch interne Prozesse und beantwortet die Frage, welche Prozesse den Gesundheitsbetrieb erfolgreich machen. Kennzahlen hierzu sind die Entwicklungsdauer neuer Gesundheitsdienstleistungen oder Gesundheitsprodukte, die Dauer von Angeboten (z. B. für Individuelle Gesundheitsleistungen), die Dauer von Beschwerdebearbeitungen, die Produktivität oder der Nachbearbeitungsaufwand für die eigentliche Dienstleistung (z. B. Kodierung und Fakturierung).
- Die Innovationsperspektive schließlich widmet sich der permanenten Verbesserung der Produkte und internen Prozesse im Gesundheitsbetrieb und stellt die Frage: Wie kann der Gesundheitsbetrieb besser werden? Kennzahlen hierfür sind die Mitarbeiterzufriedenheit und Mitarbeiterbindung, die fachliche Qualifikation der Mitarbeiter oder auch die Sozialkompetenz der Mitarbeiter.

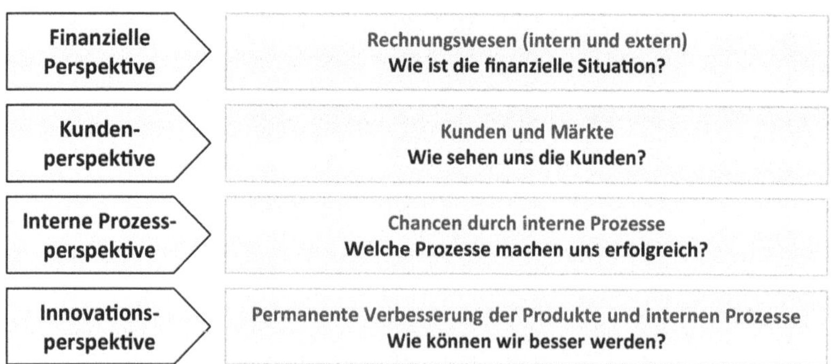

Abb. 5.49: Aspekte der Balanced Scorecard

Die Vor- und Nachteile der Balanced Scorecard

Auch wenn die Balanced Scorecard bisher in den Gesundheitsbetrieben noch keine herausragende Bedeutung besitzt, stellt sie ein sehr gutes Mittel dar, die Prozesse und Strukturen der Gesundheitsbetriebe zu analysieren. Mit ihrer Hilfe können mehrdimensionale Ziele (z. B. Kosten, Wirtschaftlichkeit und Versorgungssicherung) abgebildet werden. Hierbei eventuell entstehende Zielkonflikte können durch die unterschiedlichen Perspektiven und Variablen abgebildet werden.

Allerdings setzt die Anwendung der Balanced Scorecard auf der Managementebene voraus, dass die Ziele des Gesundheitsbetriebs klar formuliert sind. Darüber hinaus erfordert sie ein hohes Engagement der Beteiligten bei der Diskussion geeigneter Kennzahlen. Im gewissen Sinne stellt dies die Hauptaufgabe bei der Implementierung der Balanced Scorecard dar. Erfreulicherweise liefert sie nicht allein Informationen zur Innensicht im Unternehmen und die alleinige finanzwirtschaftliche Betrachtung des Gesundheitsbetriebs und seiner Umsysteme wird vermieden. Mit Hilfe einer ausgeglichenen (balancierten) Betrachtung interner und externer Zielgrößen stellt die Balanced Scorecard ein probates Mittel zu einer zukunftsorientierten Steuerung des Gesundheitsbetriebs dar. Es darf gleichwohl nicht unerwähnt bleiben, dass der Aufwand zur Einführung und zur Pflege der Balanced Scorecard um ein Vielfaches größer ist als bei herkömmlichen Kennzahlensystemen.

Reflexionsfragen

- Welchen Mehrwert liefert die Balanced Scorecard für das Controlling im Gesundheitsbetrieb?
- Aus welchen Aspekten setzt sich dieses System zusammen?
- Welche Vor- und welche Nachteile können beschrieben werden?
- Wie ist die Eignung der Balanced Scorecard für den Gesundheitsbetrieb einzustufen?

6 Das Controlling des Forderungsmanagements

Lernziele

In diesem Kapitel lernen Sie, …

- warum man sehr reich sein muss, um sich nicht um das Forderungsmanagement kümmern zu müssen.
- warum der Medizinische Dienst der Krankenversicherung einen Einfluss auf unsere Forderungsreichweite haben kann.
- wieso Kapital arbeitet und das auch noch zyklisch.
- warum Ärzte, Medizincontroller, Controller und Abrechner im Krankenhaus besser zusammenarbeiten sollten.

6.1 Die Beweggründe für das Forderungsmanagement

In den letzten Jahren hat das Forderungsmanagement im Gesundheitsbetrieb eine immer größere Rolle eingenommen. Vor dem Hintergrund der Kreditvergaben und deren Absicherung (z. B. Basel I, II, III) oder der existenzsichernden Bedrohung durch nicht zahlende Patienten bzw. deren (private) Krankenversicherungen und (gesetzliche) Krankenkassen, dient das Forderungsmanagement primär der Liquiditätssicherung des Gesundheitsbetriebs. Mit Hilfe seiner Informationen soll versucht werden, die Kennzahlen zur Kapitalstruktur zu optimieren. Im Verhältnis zum Patienten bzw. zu seiner Krankenkasse oder seiner Krankenversicherung soll vermieden werden, Fristversäumnisse zu begehen. Mittlerweile stellen auch im Gesundheitswesen die Anmeldung bzw. Geltendmachung von Forderungen im außergerichtlichen oder gerichtlichen Verfahren einen großen Teil der betrieblichen Funktionen dar. Flankiert durch die steigende Zahl an Verbraucherinsolvenzen und die teilweise anzutreffende Einschätzung einer Nichtzahlung einer Arzt- bzw. Krankenhausrechnung als »Kavaliersdelikt«, macht es in den Gesundheitsbetrieben erforderlich, ein stärkeres Augenmerk auf das Forderungsmanagement zu legen.

Hierbei werden Aspekte unterschiedlichster Art betrachtet. Im Einzelnen widmet sich das Forderungsmanagement folgenden Aspekten:

- der Rechnungsstellung,
- den kreditorischen und debitorischen Zahlungsbedingungen,
- den Zahlungsläufen und Zahlungen,
- den Überfälligkeiten und einer eventuellen MDK-Prüfung sowie
- den Schnittstellen und EDV-technischen Hilfsmitteln.

6.2 Beispielhafte Darstellung einiger Kennzahlen

In wohl keinem Bereich der Ökonomie existieren mehr Kennzahlen als im Forderungsmanagement. Traditionell beginnt der Kaufmann mit einer differenzierteren Betrachtung, wenn er seine Liquidität bedroht sieht. So verwundert es nur wenig, das unzählige Veröffentlichungen zu einer großen Menge an Kennzahlen führen.

An dieser Stelle sollen daher lediglich exemplarisch einige mögliche Kennzahlen des Forderungsmanagements dargestellt werden.

$$\text{Zielinanspruchnahme (Debitoren)} = \frac{\text{ØDebitorenbestand} * 360}{\text{Jahresumsatz (Debitoren)}}$$

$$\text{Forderungsstruktur} = \frac{\text{Forderungen an Sozialleistungsträger}}{\sum \text{Forderungen}}$$

$$\text{Abschreibungsquote} = \frac{\text{Abschreibungen auf Forderungen}}{\sum \text{Forderungen}}$$

$$\text{Forderungsstruktur} = \frac{\text{Forderungen } \leq 30 \text{ Tage} * 100}{\sum \text{Forderungen}}$$

$$\text{Forderungsstruktur} = \frac{\text{Forderungen an Patienten}}{\sum \text{Forderungen}}$$

$$\text{Abschreibungsquote} = \frac{\text{Abschreibungen auf Forderungen}}{\sum \text{Abschreibungen}}$$

6.3 Das Working Capital

Eine herausragende Bedeutung bei der Betrachtung der Kennzahlen des Forderungsmanagements nimmt das Working Capital ein. Aus den übrigen Bereichen der Ökonomie entlehnt, finden sich Adaptionen für das Gesundheitswesen, wie die nachfolgende Darstellung (► Abb. 6.1) erkennen lässt.

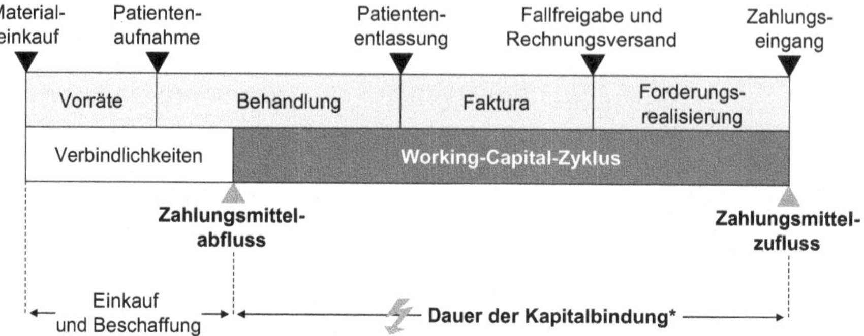

Abb. 6.1: Bestandteile des Working Capital Zyklus (Quelle: Horváth & Partner)

Der Working Capital Zyklus betrachtet die Zeitspanne zwischen dem Zahlungsmittelabfluss im Gesundheitsbetrieb und dem nachfolgenden Zahlungsmittelzufluss. Da es sich bei einer Gesundheitsleistung nicht um ein auf einem regulären Markt konvertibles Produkt handelt, setzt sich der Working Capital Zyklus im Gesundheitsbetrieb aus der Summe der Behandlungszeit des Patienten, der Erstellung einer Rechnung mit vorheriger Verschlüsselung/Kodierung und der eigentlichen Forderungsrealisation zusammen.

Nicht selten erreicht er in Krankenhäusern einen Wert von 60 und mehr Tagen. Dies ist darin begründet, dass insbesondere bei der Vergütung der Krankenhausleistung die Sozialleistungsträger als Zahlungspflichtige fast durchweg eine Zahlungsfrist von 30 Tagen nach Eingang der Rechnung erhalten.

Doch auch wenn diese Frist in Teilen erklärbar ist, verbleiben Elemente, die auf ein Tätigwerden bzw. Nicht-Tätigwerden des Gesundheitsbetriebs zurückzuführen sind. Oft erfolgt eine viel zu späte Verschlüsselung der erbrachten Leistung durch die Ärzte, die medizinischen Kodierer oder das Medizincontrolling, sodass bereits vor Erstellung einer Patientenrechnung wertvolle Zeit vergeben wird. Die durchschnittliche Quote offener Forderungen in Krankenhäusern bewegt sich derzeit zwischen 10–15 %. Betrachtet man die sehr hohen Budgetbeträge, entstehen auf diese Weise nicht selten mehrere Millionen Euro Außenstände für die Krankenhäuser. Wenn diese Beobachtung allein nicht schon erschreckend ist, so verwundert es umso mehr, dass manche Krankenhäuser keine Informationen über Höhe und Fälligkeit ihrer Forderungen gegenüber Patienten bzw. Sozialleistungsträgern haben. Unter Umständen erfolgt die Ermittlung entsprechender Kennzahlen erst bei einem Wechsel des Managements oder im Rahmen einer Jahresabschlussprüfung. Für die Berechnung der geschilderten Forderungen bietet sich die klassische Ermittlung der sogenannten Days of Working Capital an, die die Tage abbildet, die sich aus der Summe der verausgabten Forderungen für die Beschaffungen und Forderungen gegenüber Patienten bzw. Sozialleistungsträgern abzüglich der Laufzeit der Verbindlichkeiten ergeben. Sie setzt sich aus folgenden Unter-Kennzahlen zusammen:

- Days Sales Outstanding (DSO) für die Forderungen,
- Days Payables Outstanding (DPO) für die Verbindlichkeiten und
- Days Inventory Held (DIH) für die Vorräte.

Nachfolgend findet sich die vollständige Formel zur Ermittlung der Days of Working Capital.

$$\begin{aligned} & \text{Vorratsreichweite} = \frac{\text{Vorräte} * 365}{\text{Umsatz}} \\ + \quad & \text{Forderungslaufzeit} = \frac{\text{Forderungen aus LuL} * 365}{\text{Umsatz}} \\ \%\quad & \text{Verbindlichkeitslaufzeit} = \frac{\text{Verbindlichkeiten aus LuL} * 365}{\text{Umsatz}} \\ = \quad & \text{Days of Working Capital} \end{aligned}$$

6.4 Das Controlling der Forderungen im Krankenhaus

Der Prozess des Controllings von Forderungen im Krankenhaus ist geprägt durch zahlreiche Entscheidungsstufen (► Abb. 6.2).

Nach der Beendigung der Patientenbehandlung ist der Fall zunächst aus medizinischer Sicht durch einen Arzt zu kontrollieren. Er prüft im Rahmen der sogenannten Vidierung, ob die vergebenen Diagnosen und Prozeduren zum Krankheitsverlauf passen oder ob beispielsweise Informationen noch nicht erfasst wurden, die jedoch in der Krankenakte vermerkt sind.

Hieran schließt sich die sogenannte Freigabe des DRG-Falls an. Entsprechend des organisatorischen Konzepts erfolgt eine Gegenprüfung der Vorinformationen von Seiten des Medizincontrollings, um Verstöße gegen die Kodierrichtlinien oder Inplausibilitäten zu bereinigen.

Erst in einem dritten Schritt wird der Behandlungsfall in das Patientenmanagement weitergeleitet und abgerechnet. Hierzu wird beispielsweise der Rechnungssatz erstellt und es erfolgt die Datenübermittlung nach § 301 SGB V an die Sozialleistungsträger.

Es liegt auf der Hand, dass ein Prozess mit derart hoher Komplexität zeitaufwendig ist. Nicht selten werden von der Entlassung des Patienten bis zur Abrechnung Zeit-

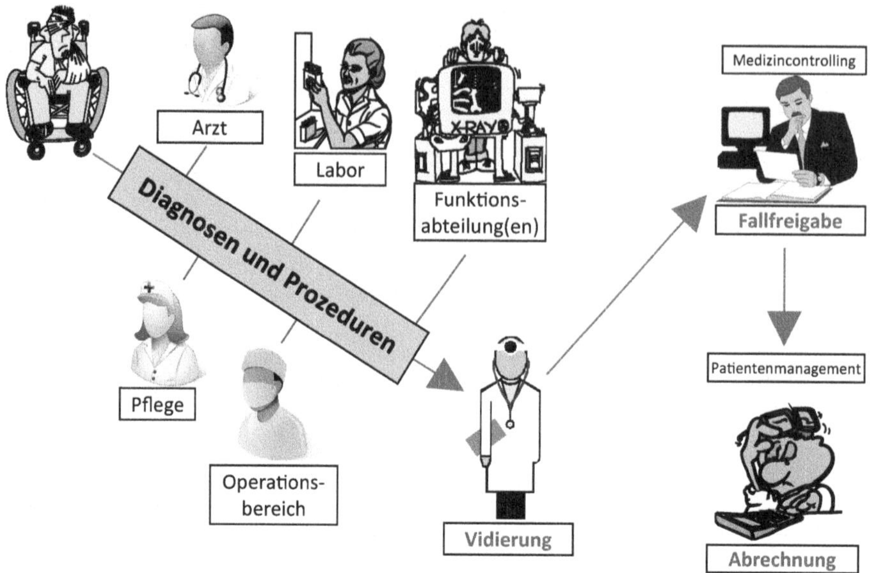

Abb. 6.2: Controllingprozess der Forderungen im Krankenhaus

dauern von 14 oder sogar 21 Tagen erreicht. Das Controlling des Forderungsmanagements im Krankenhaus muss diesen Zeitraum daher in besonderer Weise beobachten, denn jede Verzögerung bedeutet eine starke Belastung der Liquidität des Krankenhauses. Ihm kommt eine herausragende Bedeutung zu, da die Zeitspanne von der Entlassung bis zur Abrechnung vom Krankenhaus beeinflusst werden kann.

Zur Beobachtung des beschriebenen Teilprozesses bieten sich daher Kennzahlen zur Ermittlung der durchschnittlichen Bearbeitungstage der Forderung an. Hier sind zu nennen:

- Dauer von der Entlassung bis zur Vidierung
- Dauer von der Vidierung bis zur DRG-Freigabe
- Dauer von der DRG-Freigabe bis zur Abrechnung
- Dauern von der Entlassung bis zur Abrechnung

Reflexionsfragen

- Warum sollte sich das Controlling auch um Forderungen der Finanzbuchhaltung kümmern?
- Welche Kennzahlen können hierbei hilfreich sein?
- Was ist das Working Capital und der Working Capital Zyklus?
- Welche operativen Anforderungen bestehen für das Controlling der Forderungen im Krankenhaus und welche Kennzahlen können hierbei helfen?

7 Das Medizincontrolling

Lernziele

In diesem Kapitel lernen Sie, …

- warum Ärzte auch Controller sein sollten.
- wieso die Medizin auch Fragen einer Rund-um-die-Uhr-Besetzung in der Radiologie beantworten muss.
- was Ökonomie und Medizin gemeinsam haben und warum richtiges Kodieren Geld bringt.
- warum Budgets nach medizinischen Gesichtspunkten kalkuliert und vereinbart werden.
- warum Controller auch kodieren können müssen.

7.1 Die Herkunft und Motivation für ein Controlling in der Medizin

Eine relativ junge Spezialdisziplin des Controllings ist das Medizincontrolling. Es wurde primär entwickelt, um mit den neuen Anforderungen bei der Einführung der fallorientierten Entgelte in den Jahren 1995 und 1996 umgehen zu können. Sein Fokus liegt daher traditionell im stationären Bereich. Als Unterstützungsfunktion für die Geschäftsführung im Krankenhaus dient es der Steuerung medizinischer Prozesse unter Anwendung betriebswirtschaftlicher Instrumente.

Es widmet sich dem Management von Prozessen, Kosten und Erlösen sowie Ergebnissen und versucht ein sachgerechtes Berichtswesen zu implementieren.

Typische Fragestellungen des Medizincontrollings sind beispielsweise:

- Welche Auswirkungen hat die Einführung des Ambulanten Operierens nach § 115 b SGB V auf das DRG-Leistungsportfolio des Krankenhauses?
- Ist es sinnvoll, ein Großgerät im 24-Stunden-Betrieb zur Verfügung zu stellen?
- Warum nimmt das Kodierniveau in einer Abteilung dramatisch zu oder ab?

- Wie bereitet sich das Controlling auf die MDK-Prüfung in der Fachabteilung Chirurgie vor?
- Warum bemängelt der MDK die Dokumentation einer Fachabteilung?
- Welcher Aussagewert hat der Datensatz nach § 21 KHEntgG für ein Krankenhaus?

7.2 Die Zielgruppen des Medizincontrollings

Aufbauend auf der primären Orientierung des Medizincontrollings zur Abbildung stationärer Inhalte ergeben sich folgende Zielgruppen für dessen Inhalte:

- Geschäftsführung
- Ärztlicher Dienst
- Pflegedienst
- Patientenmanagement
- Sozialleistungsträger
- Materialwirtschaft
- OP-Bereiche
- Vertragsärzte
- Andere Krankenhäuser

7.3 Die Untergliederung des Medizincontrollings in Strategie und Operation

Auch das Medizincontrolling kann in einen strategischen und einen operativen Teil untergliedert werden. Während sich das strategische Medizincontrolling eher der Existenzsicherung des Gesundheitsbetriebs widmet, betrachtet das operative Medizincontrolling die Steuerungsprozesse.

Typische Aufgaben des strategischen Medizincontrollings sind daher:

- Portfolioplanung des Krankenhauses,
- Analyse der aktuellen und künftigen Marktanteile,
- Einführung des DRG-Systems und jährliche Analyse des DRG-Katalogs,
- Kombination ambulanter und stationärer Leistungsprozesse,
- Diskussion strategischer Allianzen,
- Planung der Budgetverhandlung,
- Einrichtung bzw. Optimierung eines Informationssystems oder
- Diskussion von Standardisierungsmaßnahmen im Leistungsprozess.

Typische Aufgaben des operativen Medizincontrollings sind hingegen:

- Durchführung der Budgetverhandlungen,
- Erstellung von Controlling-Berichten,
- Durchführung von Kodier- und Abrechnungsschulungen,
- Begleitung der Leistungserfassung und Leistungsabrechnung,
- Bearbeitung von MDK-Anfragen,
- Erstellung und Überprüfung der medizinischen Dokumentation,
- Prozess- und Ablaufmanagement oder
- Durchführung von Leistungsanalysen (z. B. Verweildauer).

Auf der operativen Ebene des Medizincontrollings können beispielsweise folgende Informationen für das Management bereitgestellt werden:

- Anteil der Fehler-DRGs,
- Entwicklung des Case-Mix-Index (CMI),
- Anzahl der kodierten Diagnosen,
- Anzahl der unspezifischen Diagnosen,
- (präoperative) Verweildauer,
- Altersgruppenverteilung der Diagnosen/DRGs,
- Patienten ohne Nebendiagnose,
- Patienten ohne Prozeduren oder
- stationär behandelte Patienten, die Diagnosen erhalten, welche eher dem ambulanten Sektor zuzuordnen sind.

7.4 Die Kodierrichtlinien als Hilfsmittel des Medizincontrollings

Mit der Einführung des fallpauschalierten Entgeltsystems der Krankenhäuser nach § 17b KHG sollte das Ziel einer möglichst einheitlichen Vergütung für gleiche Behandlungsfälle erreicht werden. Aufgrund der Entgeltsystematik birgt jedoch genau diese Absicht zur Vereinheitlichung ein Risiko für die Entgeltfindung. Basis der Entgeltfindung sind nämlich die von einem Arzt oder weiteren Berufsgruppen vergebenen Diagnosen und Prozeduren. Ebenso wie die Natur des Menschen und die Möglichkeit seiner Erkrankungen extrem vielfältig ist, besteht hierbei die Gefahr, dass auch bei der Erfassung (der sogenannten Verschlüsselung) dieser Erkrankungen Unterschiede gemacht werden. Dies führt zu der Konsequenz, dass eigentlich vergleichbare Krankenhausfälle gerade nicht demselben Entgelt (DRG) zugeordnet werden. Um eine möglichst einheitliche Verschlüsselung mit Hilfe der Diagnose- und Prozeduren-Klassifikation zu erreichen, regeln Kodierrichtlinien ergänzend Art und Weise der Verschlüsselung und unterstützen hierdurch den Kodierprozess.

Zu diesem Zweck veröffentlichen die Partner der Selbstverwaltung (Deutsche Krankenhausgesellschaft, Spitzenverbände der Krankenkassen und Verband der privaten Krankenversicherung) durch die InEK GmbH[2] die deutschen Kodierrichtlinien (▸ Abb. 7.1). Sie sind bei der Verschlüsselung von Krankenhausfällen zu beachten und beziehen sich auf die Verwendung der jeweils gültigen International Classification of Diseases (ICD)-Klassifikation und des jeweils gültigen Prozedurenschlüssels (OPS).

DEUTSCHE KODIERRICHTLINIEN

Allgemeine und Spezielle Kodierrichtlinien für die Verschlüsselung von Krankheiten und Prozeduren

Version 2019

Deutsche Krankenhausgesellschaft (DKG)
GKV-Spitzenverband
Verband der privaten Krankenversicherung (PKV)
Institut für das Entgeltsystem im Krankenhaus (InEK GmbH)

Abb. 7.1: Allgemeine Kodierrichtlinien

Hierbei werden die Kodierrichtlinien untergliedert in allgemeine und spezielle Kodierrichtlinien (▸ Abb. 7.2). Die allgemeinen Kodierrichtlinien werden wiederum untergliedert in allgemeine Kodierrichtlinien für Krankheiten sowie für Prozeduren. So wird beispielsweise im Rahmen der allgemeinen Kodierrichtlinien der Begriff der Haupt- und Nebendiagnosen definiert und Hinweise zur Verschlüsselung von Prozeduren gegeben.

---

2 InEK GmbH: Institut für das Entgeltsystem im Krankenhaus (DRG-Institut); Vergleiche: https://www.g-drg.de

Die speziellen Kodierrichtlinien hingegen beschreiben besondere Fallkonstellationen, die der konkreten Festlegung dienen oder bei denen sogar von den allgemeinen Kodierrichtlinien abgewichen werden muss.

Durch Anwendung der Kodierrichtlinien wird die Abrechnung der stationären Entgelte unterstützt, aber zugleich auch die notwendige Kodierqualität verbessert.

Bereits an dieser Stelle muss darauf hingewiesen werden, dass nicht der Eindruck entstehen darf, mit Hilfe der deutschen Kodierrichtlinien wäre die Mitwirkung eines Arztes bei der Verschlüsselung von Diagnosen und Prozeduren obsolet. Das Gegenteil ist der Fall. Die Verantwortung für die Dokumentation von Diagnosen und Prozeduren – dies betrifft insbesondere die Vergabe der Hauptdiagnose – liegt und bleibt beim behandelnden Arzt, egal ob dieser die Diagnosen und Prozeduren tatsächlich in einem System oder der Krankenakte erfasst oder eine andere Person hiermit beauftragt. Dies ist in den allgemeinen Kodierrichtlinien zu finden (vgl. InEK 2019, S. 3).

Allgemeine Kodierrichtlinien für Krankheiten

D001

ALLGEMEINE KODIERRICHTLINIEN FÜR KRANKHEITEN

Diese Kodierrichtlinien beziehen sich auf:
ICD-10-GM Systematisches Verzeichnis Version 2019 und
ICD-10-GM Alphabetisches Verzeichnis Version 2019

Die Deutschen Kodierrichtlinien beziehen sich aus Gründen der Übersichtlichkeit zumeist auf einen durchgängigen stationären Aufenthalt. Gleichwohl muss ein stationärer Aufenthalt nicht zwingend einem Abrechnungsfall gemäß Abrechnungsbestimmungen entsprechen. Bei einer Zusammenführung mehrerer Krankenhausaufenthalte zu einem Abrechnungsfall bzw. bei der Einbeziehung vor- oder nachstationärer Leistungen nach den geltenden Abrechnungsbestimmungen, sind sämtliche Diagnosen und Prozeduren auf den gesamten Abrechnungsfall zu beziehen. Das hat gegebenenfalls zur Folge, dass mehrere Prozeduren unter Addition der jeweiligen Mengenangaben zu einer Prozedur zusammenzuführen sind.

D001a Allgemeine Kodierrichtlinien

Die Auflistung der Diagnosen bzw. Prozeduren liegt in der Verantwortung des behandelnden Arztes. Obwohl Untersuchungsbefunde entscheidende Punkte im Kodierungsprozess sind, gibt es einige Krankheiten, die nicht immer durch Untersuchungsbefunde bestätigt werden. Zum Beispiel wird Morbus Crohn nicht immer durch eine Biopsie bestätigt.

Der behandelnde Arzt ist verantwortlich für

- die Bestätigung von Diagnosen, die verzeichnet sind, bei denen sich aber kein unterstützender Nachweis in der Krankenakte findet,

  und

- die Klärung von Diskrepanzen zwischen Untersuchungsbefunden und klinischer Dokumentation.

Abb. 7.2: Allgemeine Kodierrichtlinien – Auszug

Darüber hinaus stellen die speziellen Kodierrichtlinien u. a. klar, dass bestimmte Erkrankungen in Kombination mit weiteren Diagnosen in einer speziellen Beziehung stehen. Dies betrifft z. B. die Haupterkrankung Diabetes Mellitus und eine eventuelle Nebenerkrankung wie die sogenannte Retinopathie. In diesen Fällen ist klargestellt, dass die Diabetes-Erkrankung die Hauptdiagnose, die Retinopathie die Nebendiagnose darstellt (► Abb. 7.3).

Endokrine, Ernährungs- und Stoffwechselkrankheiten — Spezielle Kodierrichtlinien

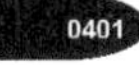

Diabetische Augenerkrankungen

Augenerkrankungen, die in kausalem Zusammenhang mit Diabetes mellitus stehen, sind als „Diabetes mellitus mit Augenkomplikationen"

E10†–E14†, vierte Stelle „.3"

zu verschlüsseln. Außerdem ist ein Kode für die spezifische Manifestation anzugeben, sofern diese der Nebendiagnosendefinition entspricht. Dies ist für die nachfolgenden Beispiele zu beachten.

Diabetische Retinopathie

E10†–E14†, vierte Stelle „.3"	*Diabetes mellitus mit Augenkomplikationen*
H36.0*	*Retinopathia diabetica*

Eine diabetische Retinopathie **mit Retina-(Makula-)Ödem** ist wie folgt zu kodieren:

E10†–E14†, vierte Stelle „.3"	*Diabetes mellitus mit Augenkomplikationen*
H36.0*	*Retinopathia diabetica*
H35.8	*Sonstige näher bezeichnete Affektionen der Netzhaut*

Wenn die diabetische Augenerkrankung eine Erblindung oder geringes Sehvermögen zur Folge hat, wird zusätzlich ein Kode der Kategorie

H54.– *Blindheit und Sehbeeinträchtigung*

zugewiesen.

Katarakt

Eine **diabetische Katarakt** wird nur dann kodiert, wenn ein kausaler Zusammenhang zwischen der Katarakt und dem Diabetes mellitus besteht:

E10†–E14†, vierte Stelle „.3"	*Diabetes mellitus mit Augenkomplikationen*
H28.0*	*Diabetische Katarakt*

Abb. 7.3: Spezielle Kodierrichtlinien – Auszug

7.5 Die Aufgaben des Medizincontrollings bei der Budgetermittlung

Neben zahlreichen Aufgaben, die das Medizincontrolling insbesondere im stationären Kontext wahrnimmt, kommt ihm bei der Budgetermittlung eine seiner vornehmsten Aufgaben zu. Das Medizincontrolling ist regelhaft beteiligt bei der Ermittlung des medizinisch-leistungsgerechten Budgets. Wie bereits erläutert ist es im Zusammenhang mit der Erstellung der Budgetforderung erforderlich, dass das Krankenhaus jede einzelne Leistung der Menge und der Güte nach in den Budgetunterlagen darstellt, damit es im Rahmen der Budgetverhandlungen mit den Sozialleistungsträgern ein sachgerechtes und an den Leistungen orientiertes Budget verhandeln kann.

Hierzu ist gemäß § 4 Absatz 1 KHEntgG u. a. die Aufstellung der Entgelte und des Budgets zu erstellen. Der allgemeine Aufbau dieser Aufstellung ergibt sich aus nachfolgenden Teilen:

- Formular E – Entgelte nach § 17b KHG
  - E1 Aufstellung der Fallpauschalen
  - E2 Aufstellung der Zusatzentgelte
  - E3 Aufstellung der nach § 6 KHEntgG krankenhausindividuell verhandelten Entgelte
- Formular B – Budgetermittlung
  - B1 Erlösbudget nach § 4 KHEntgG

Einer der hierin bedeutendsten Teile ist die Aufstellung der Fallpauschalen im Formular E1 (► Abb. 7.4). Mit Hilfe dieses Formulars stellt das Krankenhaus – gegliedert nach den einzelnen Fallpauschalen – seine Forderung gegenüber den Sozialleistungsträgern dar. Am Ende dieser E1-Statistik ergibt sich der Case-Mix, welcher seinerseits das Gegenstück für die Budgetforderung des Krankenhauses darstellt.

Reflexionsfragen

- Was unterscheidet das Medizincontrolling vom klassischen Controlling?
- Warum braucht es im Gesundheitswesen – insbesondere im Krankenhaus – ein spezielles Controlling?
- Welche Aufgaben kann das operative und welche das strategische Medizincontrolling umfassen?
- Wer nutzt die Erkenntnisse des Medizincontrollings?
- Was sind die Kodierrichtlinien und welchem Zweck dienen sie?
- Welche Aufgaben kommen dem Medizincontrolling im Rahmen der Budgetermittlung im Krankenhaus zu?

1464 Bundesgesetzblatt Jahrgang 2003 Teil I Nr. 36, ausgegeben zu Bonn am 21. Juli 2003

Krankenhaus:

Seite:
Datum:

E1 Aufstellung der Fallpauschalen für das Krankenhaus *) 1) 2)

DRG Nr.	Fallzahl (Anzahl der DRG) 3)	Bewertungsrelation nach Fallpauschalen-Katalog	Summe der Bewertungsrelationen ohne Zu- und Abschläge (Sp. 2x3)	davon Verlegungen				davon Kurzlieger				davon Langlieger				Summe der effektiven Bewertungsrelationen (Sp. 4 - (Sp. 8+12) + Sp. 16)
				Anzahl der Verlegungsfälle	Anzahl der Tage mit Abschlag bei Verlegung	Bewertungsrelation je Tag bei Verlegung	Summe der Abschläge für Verlegungen (Sp. 6x7)	Anzahl der Kurzliegerfälle	Anzahl der Tage mit uGVD-Abschlag	Bewertungsrelation je Tag bei uGVD-Abschlag	Summe der uGVD-Abschläge (Sp. 10x11)	Anzahl der Langliegerfälle	Anzahl der Tage mit oGVD-Zuschlag	Bewertungsrelation je Tag bei oGVD-Zuschlag	Summe der oGVD-Zuschläge (Sp. 14x15)	
1	2	3	4	5	6	7	8	9	10	11	12	13	14	15	16	17
Summe:																

*) Musterblatt; EDV-Ausdrucke möglich.

1) Die Aufstellung ist unter Beachtung der Vorgaben von Fußnote 2 für die folgenden Zeiträume jeweils gesondert wie folgt aufzustellen und vorzulegen:
- für das abgelaufene Kalenderjahr die Ist-Daten,
- für den Vereinbarungszeitraum die Forderung des Krankenhauses.

Die Daten für beide Zeiträume sind unter Anwendung der für den Vereinbarungszeitraum geltenden Version des DRG-Fallpauschalen-Katalogs und des Groupers zu ermitteln. Für die Leistungen von Belegabteilungen ist eine gesonderte Aufstellung vorzulegen.

2) Für die Vorlage der Ist-Daten des abgelaufenen Kalenderjahrs sind alle Spalten auszufüllen. Für die Forderung des Vereinbarungszeitraums brauchen die markierten Spalten 5-6, 8-10, 12-14 und 16 nicht ausgefüllt werden; für diese sind lediglich die jeweiligen Endsummen zu schätzen.

3) Ohne Überlieger am Jahresbeginn.

Abb. 7.4: E1 Aufstellung der Fallpauschalen für das Krankenhaus. Mit freundlicher Genehmigung des Bundesanzeiger Verlags.

8 Das Controlling von DRG-Leistungen

Lernziele

In diesem Kapitel lernen Sie, …

- was DRGs sind und warum sie besonders sind.
- welche Anforderungen DRGs an das Controlling stellen.
- wie man zusammen mit den Ärzten sinnvolle Steuerungsinformationen erarbeitet.

8.1 Die besonderen Herausforderungen für das Controlling

Die bisherigen Betrachtungen des Controllings waren in der Regel gut mit Hilfe einzelner Kennzahlen zu beschreiben. So konnte der Anstieg der Fallzahl mit einer absoluten Kennzahl, die u. U. mit der Vorperiode verglichen wurde, dargestellt werden.

Für Steuerungszwecke im Krankenhaus bedarf es jedoch, bedingt durch die Vielschichtigkeit der Leistung, einer differenzierteren Betrachtung. Seit der Einführung des fallorientierten DRG-Vergütungssystems im Jahr 2003/2004 musste auch das Controlling im Krankenhaus angepasst werden. Die einfache Betrachtung von Fallzahlentwicklungen, Verweildauern oder Berechnungstagen genügt dem Management für Steuerungszwecke nicht mehr. Auch hier kann ein Ansatz in der Kombination von Kennzahlen liegen.

8.2 Die einzelnen Kennzahlen des DRG-Systems

Das Relativgewicht

Für jeden Patienten wird ein Relativgewicht (cw, englisch cost weight, auch: Bewertungsrelation) ermittelt. Hierbei handelt es sich um einen Dezimalwert, der nach erfolgter Untersuchung durch den Arzt mit Hilfe einer Software (sogenannte Grouper) vergeben wird.

Jede einzelne DRG besitzt ein Relativgewicht, die die Fallschwere der Patientenerkrankung verdeutlicht.

Ist die Leistung der DRG exakt so hoch wie eine mittlere (Referenz-)Leistung, wird der Wert 1,0 vergeben.

Ist die Leistung kostenmäßig (und damit morbiditätsbezogen) günstiger, liegt der Wert unter 1,0.

Ist die Einstufung (also der prognostizierte Aufwand) höher als die mittlere Leistung, liegt der Wert über 1,0.

Der Case-Mix

Wird über die Relativgewichte eine Gruppe von Patienten (z. B. einer Fachabteilung) eine Summe gebildet, so bezeichnet man dies als den Case-Mix (cm). Er drückt die Summe der einzelnen Relativgewichte in einer betrachteten Grundgesamtheit aus und stellt ebenfalls eine Dezimalzahl dar.
Die Formel hierfür lautet:

$$cm = \sum_{i=1}^{n} cw_i$$

Case-Mix-Index

Der Case-Mix-Index (cmi) stellt das arithmetische Mittel einer Grundgesamtheit an Patienten (also deren Relativgewichte) dar. Er soll die mittlere Erkrankungsschwere verdeutlichen. Hierzu wird der Case-Mix durch die Fallzahl geteilt.

Seine Ermittlung ist jedoch aus statistischer Sicht ein Problem für das Controlling im Krankenhaus.

Wie hinlänglich bekannt, kann die rein arithmetische Ermittlung eines Mittelwerts dazu führen, dass dieser Mittelwert in der Grundgesamtheit überhaupt nicht vorhanden ist. Bildet man beispielsweise aus den Werten 1,0 und 2,0 den Mittelwert, also 1,5, so ist dieser rechnerisch korrekt, existiert jedoch nicht in der Grundgesamtheit.

Statistisch betrachtet werden hierbei lediglich die Werte der Grundgesamtheit, in einem virtuellen Punkt zusammengeführt. Daher sollte dem Case-Mix-Index in der praktischen Anwendung keine zu hohe Bedeutung beigemessen werden. Insbesondere Aussagen, dass Grundgesamtheiten mit gleichem Case-Mix-Index auch gleich seien, sind kritisch zu hinterfragen.

$$\mathrm{cmi} = \frac{\sum_{i=1}^{n} \mathrm{cw}_i}{n}$$

8.3 Die Kombination der Kennzahlen als Lösung des Problems

Die Leistungserbringung im Krankenhaus ist komplex und das Management benötigt für seine tägliche Steuerung sachgerechte Informationen. Wie bereits erwähnt kann dies nur schwer mit Hilfe einzelner Kennzahlen erfolgen, da zwischen ihnen Beziehungen bestehen können, die die Aussagekraft der Kennzahlen verfälschen und so zu einer Fehlsteuerung führen könnten (► Abb. 8.1).

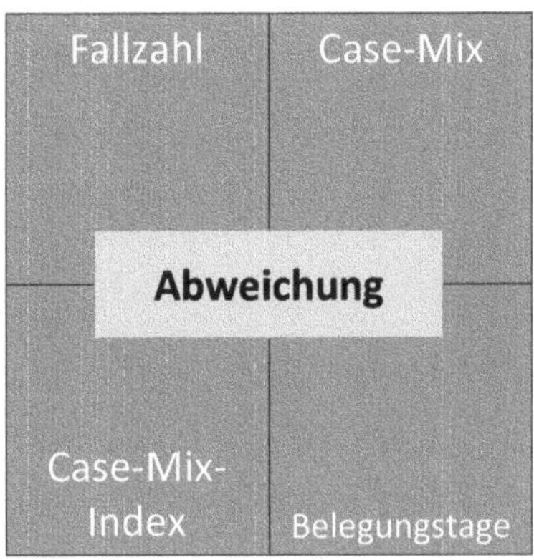

Abb. 8.1: DRG-Kennzahlengitter

Anhand eines Beispiels soll dies verdeutlicht werden.
Für eine Organisationseinheit liegen die nachfolgenden Daten vor (► Abb. 8.2).

Es wird deutlich, dass die Fallzahlen, der Case-Mix und die Belegungstage im Vergleich zur Vorperiode zurückgegangen sind, während der Case-Mix-Index angestiegen ist.

Soll das Management die Leitung dieser Organisationseinheit nun ermutigen, die Leistungserbringung in dieser Weise fortzuführen oder soll es eine eventuelle Fehlentwicklung anmahnen?

Bei isolierter Betrachtung der einzelnen Kennzahlen würde sicher für den Rückgang der Fallzahlen und des Case-Mix eine Ermahnung erfolgen, für den Anstieg des

	Vorperiode	Laufende Periode	Abweichung *absolut*	Abweichung *relativ*
Fallzahl	250	200	**-50**	**-20,0%**
Case-Mix	200	175	**-25**	**-12,5%**
Case-Mix-Index	0,8	0,9	**+0,1**	**+12,5%**
Belegungstage	700	500	**-200**	**-28,6%**

Abb. 8.2: Beispiel Kennzahlenkombination

Case-Mix-Index und den Rückgang der Belegungstage eine Ermutigung. Aber wie sehen die Wechselbeziehungen der Kennzahlen zueinander aus?

Betrachten wir zunächst jede der Kennzahlen isoliert.

Wenn wir davon ausgehen, dass die Kennzahlen Fallzahl, Case-Mix und Case-Mix-Index eher auf den Erlös der Organisationseinheit einwirken und die Kennzahl Belegungstage auf die Kosten, so würde …

- der Rückgang der Fallzahlen einen Rückgang der Erlöse bedeuten, weil weniger Fälle behandelt werden,
- der Rückgang des Case-Mix ebenfalls einen Rückgang der Erlöse bedeuten, weil die gesamte Fallschwere der Organisationseinheit zurückgegangen ist,
- der Anstieg des Case-Mix-Index jedoch einen (relativen) Anstieg der Erlöse nach sich ziehen und
- der Rückgang der Belegungstage einen Rückgang der Kosten (bei grundsätzlich tagesorientierter Betrachtung) bedeuten.

An dieser Stelle sei angemerkt, dass diese sehr vereinfachte Betrachtung sämtliche Warnungen zur Entstehung fixer und variabler Kosten ignoriert. Und nicht selten sind es die einfachen Lösungsansätze, die sich in der täglichen Praxis durchsetzen.

Doch welchen Hinweis erhält nun die Leitung der Organisationseinheit von Seiten des Managements?

»Verhalte Dich weiter so wie bisher, denn Deine Kennzahlen sprechen für Dich.«

»Ändere Dein Verhalten, denn Deine Kennzahlen geben Anlass zur Sorge.«

Eine mögliche Lösung dieses Dilemmas liegt in der Kombination der Kennzahlen und der Bildung einer neuen (kombinierten) Kennzahl, dem Case-Mix pro Tag.

$$\text{cm pro Tag} = \frac{\text{cm}}{\text{Tage}}$$

Diese setzt den Output der Organisationseinheit (abgebildet durch den Case-Mix) ins Verhältnis zum Aufwand in Tagen. In einer sehr vereinfachten Betrachtung wird ermittelt, wie viel Erlös die Organisationseinheit an einem Tag erzielt. Auch hierbei müssen wir uns natürlich den Hinweis einer Vermischung und Proportionalisierung der fixen und variablen Kosten gefallen lassen. Aber – wie bereits erwähnt – sind es nicht selten die einfachen und pragmatischen Ansätze, die das Leben erleichtern!

In der Schlussbetrachtung wird für das Anwendungsbeispiel deutlich, dass das Management der Leitung der Organisationseinheit eine Ermutigung aussprechen sollte, denn diese hat den Case-Mix pro Tag im Verhältnis zur Vorperiode gesteigert (▸ Abb. 8.3). Der erste Anschein trog also!

	Vorperiode	Laufende Periode
Case-Mix	200	175
Verweildauertage	700	500
Case-Mix pro Tag	0,29	0,35

Abb. 8.3: Case-Mix pro Tag

Reflexionsfragen

- Was ist eine DRG und welche Grundbegriffe der stationären Abrechnung muss der Controller beherrschen?
- Welche speziellen Herausforderungen stellt das DRG-System an das Controlling dieser Leistungen?
- Welche Zielkonflikte können bei isolierter Betrachtung der traditionellen Kennzahlen entstehen und wie können diese gelöst werden?

9 Das Controlling im OP-Bereich

Lernziele

In diesem Kapitel lernen Sie, …

- warum der OP-Bereich so wichtig für das Controlling ist.
- was ein OP-Bereich und eine Schreinerwerkstatt gemeinsam haben können.
- welche Dimensionen bei einer OP-Leistung zu betrachten sind.
- warum Auslastung im OP so wichtig ist.

9.1 Die Motivation eines Controllings im OP-Bereich

Ein bislang eher vernachlässigter Bereich des Controllings im Gesundheitsbetrieb ist der OP-Bereich. Wahrscheinlich an keinem anderen Ort des Gesundheitsbetriebs werden in einer so hohen Verdichtung Leistungen erbracht. Hieraus folgt eine hohe Reagibilität der Kosten und der hiermit verbundenen Erlöse auf Schwankungen der Leistungserbringung.

Betriebstypologisch ist der Behandlungsprozess im OP-Bereich dem einer Fertigung in einer Werkstatt sehr ähnlich. Die Patienten werden in den OP-Bereich gebracht, dort u. U. vorbereitet bzw. eingeschleust, die Leistung wird an ihnen erbracht und nach Erbringung wird der Patient wieder in den regulären Behandlungsprozess (z. B. die stationäre Versorgung) integriert.

9.2 Das Controlling im OP-Bereich unter drei Aspekten

Eine alleinige Betrachtung der in Anspruch genommenen Ressourcen würde dem Controlling des OP-Bereichs nicht gerecht werden. Es muss vielmehr ein Ansatz gefunden werden, bei dem der OP-Bereich sachgerecht in seinen Dimensionen abgebildet wird.

Grundsätzlich lassen sich für den OP-Bereich daher drei Dimensionen definieren:

1. Dimension des Prozesses
2. Dimension der Leistung
3. Dimension der Kosten

Prozessbezogen ist die Leistungserbringung im OP-Bereich sehr stark durch den Personaleinsatz geprägt. In der Praxis sind daher Kennzahlen gebräuchlich, die sich vornehmlich der Personaleinsatzzeit widmen. Bekannt sind die Kennzahl der Schnitt-Naht-Zeit (Zeitraum vom ersten Hautschnitt bis zum Verschließen der letzten Hautnaht) und ihr Gegenstück, die sogenannte Wechselzeit (Zeitraum vom Verschließen der letzten Hautnaht bei einem Patienten und dem Hautschnitt bei einem Folgepatienten).

Aber auch den dazwischen liegenden Zeiträumen muss hohe Beachtung geschenkt werden, da beispielsweise in den sogenannten Leerlaufzeiten (des operativen Prozesses) keine Leistungen – und damit auch keine Erlöse – erbracht bzw. erwirtschaftet werden können. Diese Leerlaufzeiten, welche beispielsweise durch die Wiederaufbereitung des OP-Bereichs und seiner Reinigung entstehen, müssen im wirtschaftlichen Interesse des Gesundheitsbetriebs sehr kurzgehalten werden.

Darüber hinaus berührt der Prozess im OP-Bereich weitere in Anspruch genommene Ressourcen, beispielsweise durch die sekundären Leistungsprozesse (Laborleistungen) oder den spezifischen Materialeinsatz innerhalb des Leistungsprozesses.

Als Resultat aus diesen betrachteten Größen können die Erlöse bzw. die Teilerlöse des Gesamtprozesses analysiert werden.

Die leistungsbezogene Analyse des OP-Bereichs widmet sich der klassischen Sichtweise des Controllings. Hier werden Leistungen gezählt, erfasst, priorisiert und analysiert. Kennzahlen können die Anzahl der durchgeführten Operationen, eine Liste der namentlich aufgeführten Operationen (u. U. sortiert mit Hilfe einen ABC-Analyse), die Betrachtung der Schweregradkategorien (z. B. im Einheitlichen Bewertungsmaßstab) oder schlichtweg die erbrachten Leistungsminuten sein (► Abb. 9.1).

Beispiele für mögliche Kennzahlen

Eine Analyse des OP-Bereichs unter Kostengesichtspunkten widmet sich der absoluten oder relativen Höhe der Personal- bzw. Sachkosten. Diese werden in der Regel auf die Einheit Minute bezogen.

$$\begin{array}{l}\text{Ø Anteil Personalkosten}\\ \text{(Operateure)}\end{array} = \frac{\text{Personalkosten Operateure}}{\text{Anzahl der Operationen}} * 100$$

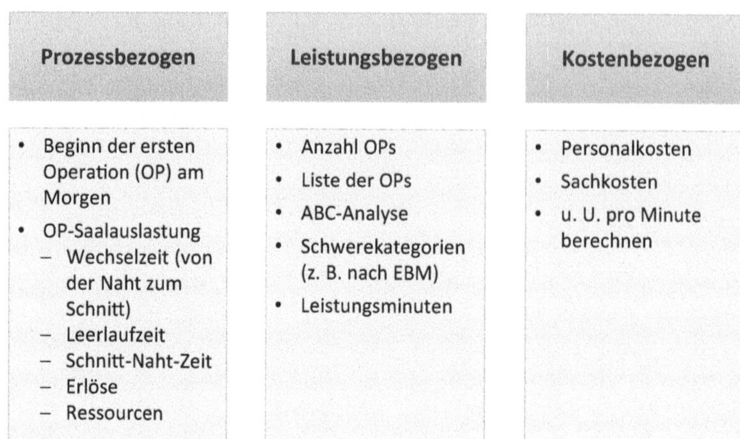

Abb. 9.1: Kennzahlen im OP

Betrachtet man die Nutzung der Operationskapazitäten, kann aus dem Verhältnis der faktischen Nutzung und der maximal möglichen Nutzung die OP-Auslastung erfasst werden.

$$\text{OP-Auslastung} = \frac{\sum \text{Zeiten der Operateure}}{\sum \text{verfügbare OP-Zeit insgesamt}} * 100$$

Weitere Kennzahlen widmen sich vornehmlich der Dauer eines Prozesses oder Teilprozesses.
Exemplarisch seien an dieser Stelle die Dauer von der Einschleusung des Patienten bis zu seiner Ausschleusung oder die Anwesenheitsdauer der Operateure, der Anästhesisten oder des weiteren Funktionsdienstes genannt.

$$\text{Anästhesiedauer} = \frac{\text{Zeit Ende Anästhesie}}{\text{Zeit Beginn Anästhesie}}$$

Auch besteht die Möglichkeit, recht einfache Relationen zu ermitteln, indem die Anzahl der Operationen je handelnder Person (z. B. Operateur) in einer Zeiteinheit (z. B. OP-Tag) berechnet wird. Dies sollte jedoch nur bei Operationen gleicher Art und möglichst einheitlicher Dauer erfolgen.

$$\begin{array}{l}\text{Operationen je}\\ \text{Operateur pro Tag}\end{array} = \frac{\text{Anzahl der Operationen an diesem Tag}}{\text{Anzahl der anwesenden Operateure an diesem Tag}}$$

Darüber hinaus können bei komplexeren Operationen auch Gleichzeitigkeitsfaktoren von parallel tätigen Personengruppen (z. B. zwei Operateure) gebildet werden. Dies bietet sich insbesondere bei Simultaneingriffen an.

$$\text{Anteil der Operationen } (>1 \text{ Operateur}) = \frac{\text{Anzahl gleichzeitig anwesende Operateure}}{\text{Anzahl der Operationen}}$$

Schließlich könnten beispielsweise aus dem Handel entlehnte Kennzahlen zum Verhältnis der verursachten Kosten oder der erzielten Erlöse je Fläche (des Operationssaals) ermittelt werden.

$$\text{Erlös je qm Operationsfläche} = \frac{\text{Dem Operationssaal zurechenbare Erlöse}}{\text{Fläche in Operationssaal}}$$

$$\text{Kosten je qm Operationsfläche} = \frac{\text{Dem Operationssaal zurechenbare Kosten}}{\text{Fläche in Operationssaal}}$$

Der Ausgestaltung von Kennzahlen im Operationsbereich sind grundsätzlich keine Grenzen gesetzt. Seien Sie kreativ, aber bedenken Sie auch die Hinweise zur Wirtschaftlichkeit und Sinnhaftigkeit von Kennzahlen!

Reflexionsfragen

- Warum Bedarf es eigener Controllingaufgaben im OP-Bereich?
- Welche Aspekte sind hierbei zu beachten?
- Was sind die speziellen Anforderungen an das Controlling operativer Leistungen?

10 Das Projekt im Controlling

Lernziele

In diesem Kapitel lernen Sie, …

- dass der Projektleiter fast immer der Dumme ist, aber den Überblick hat.
- warum er Leistung und Aufwand im Blick haben muss.
- welche Elemente die Projektplanung beinhaltet.

10.1 Die Motivation zur Planung der Projekte

Ein besonderes Hilfsmittel des operativen Controllings ist die Projektsteuerung einzelner Controllingaktivitäten.

Gemäß der Definition der Norm DIN-ISO 69901 ist ein Projekt ein …
»*Vorhaben, das im Wesentlichen durch die Einmaligkeit der Bedingungen in ihrer Gesamtheit gekennzeichnet ist, wie z. B. Zielvorgabe, zeitliche, finanzielle, personelle und andere Begrenzungen; Abgrenzung gegenüber anderen Vorhaben; projektspezifische Organisation.*« DIN-ISO 69901 – Deutsches Institut für Normung e. V.

Für die Zwecke des Controllings bietet die Strukturierung anhand eines Projekts zahlreiche Vorteile. Diese Vorteile resultieren aus den Merkmalen des Projektes und werden im Folgenden stichpunktartig aufgelistet.

- Ein Projekt ist sachlich abgrenzbar und besitzt eine definierte, vorgegebene Zielsetzung.
- Es ist finanziell abgrenzbar und verfügt über ein definiertes Projektbudget.
- Es ist zeitlich abgrenzbar, wird also außerhalb der Routinetätigkeit erbracht, und besitzt eine begrenzte und terminorientierte Dauer.
- In der Regel widmet sich ein Projekt einer Innovationsaufgabe bzw. einem vergleichsweise neuartigen und einmaligen Problem.

- In Bezug auf die betriebliche Eingliederung stellt es eine organisatorische Querschnittsaufgabe im Sinne einer Teamaufgabe dar, bei der unterschiedlich qualifizierte Personen aus unterschiedlichen organisatorischen Bereichen kooperieren müssen.

Ein Beispiel für ein solches Projekt ist die Ermittlung des Budgets im Krankenhausbereich oder die Einrichtung eines Medizinischen Versorgungszentrums im ambulanten Sektor.

10.2 Die Projektplanung als Erfolgsfaktor des Projektcontrollings

Dreh- und Angelpunkt des projektorientierten Ansatzes im Controlling ist die Projektplanung. Sie stellt eine gedankliche Vorbereitung künftiger Entscheidungen dar und ist das Bindeglied zwischen den Zielen des Unternehmens und einem (kalkulierten) Handeln der Beteiligten. Die Projektplanung im Gesundheitsbetrieb muss mindestens folgende vier Eigenschaften erfüllen:

1. Festlegung des Planungsgegenstands
2. Bestimmung des Planenden
3. Dimensionen der Planenden (z. B. Umfang des zu planenden Projektes in finanzieller Größe)
4. Zeitliche Orientierung bzw. Zeitraum der Planung

Mit Hilfe der Projektplanung wird eine anstehende Aufgabe strukturiert und zugleich in der Planung und im späteren Controlling dokumentiert. Die Projektplanung gibt eine Orientierung über das Ziel und die Aufgabenverteilung und stellt die Grundlage für die Steuerung und das Controlling dar.

10.3 Die Kernelemente der Projektplanung

Im Kern besteht die Projektplanung aus drei wesentlichen Elementen.

1. Planung der Termine
   Je nach Projektauftrag ist die Einhaltung der Projekttermine u. U. wichtiger als die Einhaltung der Projektkosten. Daher müssen Termine geplant werden. Je nach Projekt kann die Terminplanung graphisch, tabellarisch, in Prosa oder in kombinierter Form der vorgenannten Elemente erfolgen.

2. Planung der Ressourcen
   Vor der Ressourcenplanung steht die Leistungsplanung. Der Verantwortliche muss möglichst realistisch planen und darf nur verfügbare Ressourcen einplanen. Dabei muss er auch Ausfall-, Wartungs- und Erholungszeiten sowie genügend Zeit für die Kommunikation berücksichtigen. Zudem sollte er 5 % der verfügbaren Ressourcen für Unvorhersehbares einplanen.
3. Planung der Budgets
   Die Planung des Budgets steht immer am Ende des Planungsprozesses, weil ohne Ressourceninanspruchnahme keine realistische Kostenschätzung möglich ist. Sie widmet sich den Kernfragen »Steht der Aufwand in Relation zum Ertrag?« oder »Bestehen Interdependenzen zu anderen Projekten?«. Zu planen sind primär Personalkosten, Sachkosten und Fremdleistungen.

Reflexionsfragen

- Welchen Sinn machen Projekte und eine entsprechende Projektplanung?
- Was ist ein Projekt?
- Aus welchen Kernelementen besteht die Projektplanung?
- Welche Aufgaben im Controlling könnte man als Projekt organisieren und wie würde man das umsetzen?

10.4 Der Programmablaufplan

Lernziele

In diesem Unterkapitel lernen Sie, …

- warum die Informatik dem Controlling helfen kann.
- wieso am Anfang der Planung oft eine Zeichnung steht.
- wie man klug Brote wiegt und damit die Freiheit gewinnt.
- dass Controlling auch Spaß machen kann.

10.4.1 Der Programmablaufplan als Visualisierungshilfe von Controlling-Projekten

Häufig besteht eine sehr komplexe Aufgabe des Controllings in Gesundheitsbetrieben darin, komplizierte Sachverhalte darzustellen und für andere verständlich zu machen. Ein mögliches Mittel hierbei ist der sogenannte Programmablaufplan. Eigentlich ein Mittel der Informatik aus der Zeit der prozeduralen Programmierung, können mit seiner Hilfe Abläufe sehr transparent visualisiert werden. Ursprünglich zur Darstellung der Abläufe eines Softwareprogramms entwickelt, besteht sein größter Vorteil darin, den sogenannten Algorithmus des Programms graphisch darzustellen und ihn hierdurch besser zu verstehen. Sein Aufbau und die verwendeten Symbole folgen der Deutschen Industrienorm DIN 66001, die die Symbole für diese Datenflusspläne definiert.

10.4.2 Die Objekte des Programmablaufplans

Der Programmablaufplan wird mit Hilfe standardisierter Symbole erstellt. Zu den wichtigsten Symbolen gehören *Start* und *Ende*, die *Entscheidung*, das *Dokument*, der *Prozess* und die *Daten* (▸ Abb. 10.1). Mit Hilfe dieser wenigen Symbole wird versucht, einer Aufgabe eine Struktur zu geben. Oberstes Ziel bei der Erstellung des Programmablaufplans ist der rote Faden. Mit Hilfe des Programmablaufplans soll einem Betrachter die Möglichkeit eröffnet werden, eine Problembearbeitung strukturiert zu überblicken. Zugleich soll für die nachfolgende Bearbeitung eine geeignete Vorgehensweise gefunden werden, die auch sämtliche Optionen einer möglichen Programmbearbeitung enthält.

In der praktischen Anwendung bedeutet dies, dass es immer einen Weg durch diesen Programmablaufplan gibt und kein Weg existiert, der »ins Leere führt«. In jedem Fall muss sich der Weg vom Start bis zum Ende des Programmablaufplans nachverfolgen lassen. Hierbei sind zwar Abzweigungen (sogenannte Entscheidungen) denkbar, doch auch diese Abzweigungen müssen konsequent bis zum Ende des Programmablaufplans führen. Im Controlling der Gesundheitsbetriebe wird der Programmablaufplan häufig für die Beschreibung anstehender Projekte verwendet.

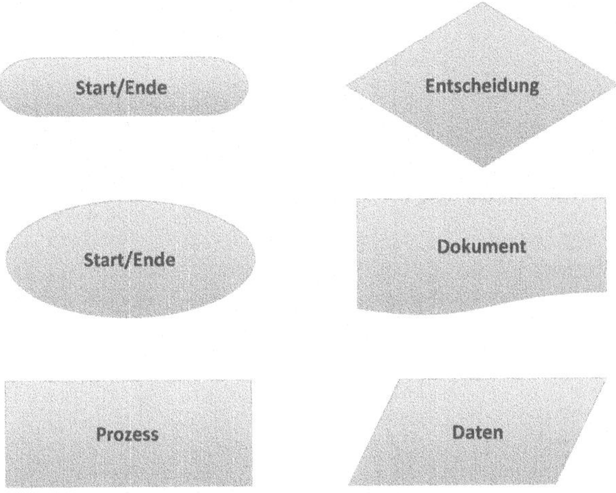

Abb. 10.1: Symbole des Programmablaufplans

10.4.3 Ein nicht so ganz ernst gemeintes Beispiel zum Schluss

Mit Hilfe eines sehr einfachen Beispiels soll die Funktion eines Programmablaufplans verdeutlichet werden.

Ein Gefangener aus 1001 Nacht bekommt vom Sultan die Möglichkeit, sich mit Hilfe einer Denksportaufgabe freizukaufen. Der Sultan sagt: »Vor dir liegen neun Brote. In einem dieser Brote ist der Schlüssel zu deiner Zelle eingebacken. Wenn Du das Brot mit dem Schlüssel findest, bist du frei. Als Hilfsmittel bekommst Du eine Balkenwaage, die du jedoch nur zwei Mal nutzen darfst!«

Setzt man die obige Aufgabenstellung mit Hilfe eines Programmablaufplanes um, so erhält man nachfolgende graphische Darstellung (▸ Abb. 10.2).

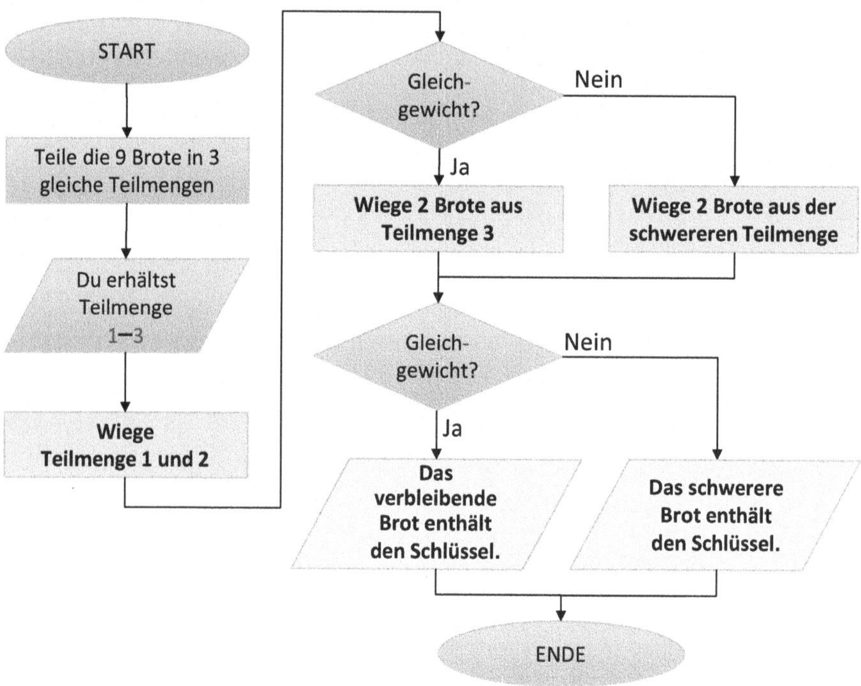

Abb. 10.2: Vereinfachter Programmablaufplan

Reflexionsfragen

- Was ist ein Programmablaufplan und wo kommt er ursprünglich her?
- Welche Hauptaufgabe kommt ihm zu?
- Wie ist er aufgebaut und aus welchen Elementen kann er zusammengesetzt werden?
- Welcher komplexe Sachverhalt könnte als Programmablaufplan vorstrukturiert werden und wie könnte man dieses Vorhaben in die Tat umsetzen?

Literatur

Arnold, W. G., Botta, V., Weinaug, A. A., Pech, U. (Hrsg.) (2002): Rechnungswesen und Controlling. Bausteine des Rechnungswesens und ihre Verknüpfung. Herne: NWB Verlag.

Conrad, H.-J. (2015): Das erfolgreiche Krankenhaus. Leistungsfähigkeit steigern, Kosten senken, Risiken beherrschen. Berlin: MWV Medizinisch Wissenschaftliche Verlagsgesellschaft.

Däumler, K.-D., Grabe, J. (2015): Kostenrechnung 3. Plankostenrechnung und Kostenmanagement. Herne: NWB Verlag.

Däumler, K.-D., Grabe, J. (2013a): Kostenrechnung 1. Grundlagen. Herne: NWB Verlag.

Däumler, K.-D., Grabe, J. (2013b): Kostenrechnung 2. Deckungsbeitragsrechnung. Herne: NWB Verlag.

Däumler, K.-D., Grabe, J. (1992): Kostenrechnungslexikon. Herne: NWB Verlag.

Eisenschink, C. (2013): Controlling. 200 klausurtypische Aufgaben und Lösungen. Herne: Kiehl/NWB Verlag.

Fischbach, S. (2017): Grundlagen der Kostenrechnung. München: Verlag Franz Vahlen.

Freidank, C.-C. (2007): Kostenrechnung: Grundlagen des innerbetrieblichen Rechnungswesens und Konzepte des Kostenmanagements. Berlin: De Gruyter Oldenbourg.

Friedl, G., Hofmann, C., Pedell, B. (2017): Kostenrechnung. Eine entscheidungsorientierte Einführung. München: Verlag Franz Vahlen.

Frodl, A. (2011): Kostenmanagement und Rechnungswesen im Gesundheitsbetrieb. Wiesbaden: Springer Gabler.

Gladen, W. (2001): Kennzahlen und Berichtssysteme. Wiesbaden: Springer Gabler.

Goldschmidt, A. J. W., Kalbitzer, M., Eckardt, J. (Hrsg.) (2005): Praxishandbuch Medizincontrolling (Gesundheitswesen in der Praxis). Heidelberg: Economica.

Graumann, M. (2017): Kostenrechnung und Kostenmanagement. Herne: NWB Verlag.

Graumann, M., Schmidt-Graumann, A. (2016): Rechnungslegung und Finanzierung von Krankenhäusern. Leitfaden für Rechnungslegung, Beratung und Prüfung. Herne: NWB Verlag.

Grig, M., Kosiol, A. J., Krauleidis, R. (2017): Controlling für Dummies. Weinheim: Wiley-VCH.

Haberstock, L. (2008): Kostenrechnung I. Einführung. Berlin: Erich Schmidt Verlag.

Hentze, J., Huch, B., Kehres, E. (2005): Krankenhauscontrolling. Stuttgart: Kohlhammer.

Hentze, J., Kehres, E. (Hrsg.) (2010): Krankenhauscontrolling. Stuttgart: Kohlhammer.

Hentze, J., Kehres, E., Maier, B. (2019): Kosten- und Leistungsrechnung in Krankenhäusern. Systematische Einführung. Stuttgart: Kohlhammer.

Hering, E., Rieg, R. (2002): Prozessorientiertes Controlling-Management. München: Hanser.

Horsch, J. (2010): Kostenrechnung. Klassische und Neue Methoden in der Unternehmenspraxis. Wiesbaden: Springer Gabler.

Horváth & Partner (o. J.): Bestandteile des Working Capital Zyklus. Unveröffentlicht.

Horváth, P., Seiter, M. (2015): Controlling. München: Verlag Franz Vahlen.

Hummel, S., Männel, W. (1986): Kostenrechnung 2. Moderne Verfahren und Systeme. Wiesbaden: Springer Gabler.

Hummel, S., Männel, W. (1983): Kostenrechnung 1. Grundlagen, Aufbau und Anwendung. Wiesbaden: Springer Gabler.

Institut für das Entgeltsystem im Krankenhaus – InEK GmbH (2019): Deutsche Kodierrichtlinien, Version 2019. Deutsche Krankenhausgesellschaft (DKG), GKV-Spitzenverband Verband der privaten Krankenversicherung (PKV), Institut für das Entgeltsystem im Krankenhaus (InEK GmbH).

Jandt, J. (2003): Trainingsfälle Kostenrechnung. Herne: NWB Verlag.

Kolb, T. (2018): Grundwissen Buchführung, Jahresabschluss, Kosten- und Leistungsrechnung: Eine Einführung für Gesundheitsbetriebe. Stuttgart: Kohlhammer.

Kolb, T. (2011): Grundlagen der Krankenhausfinanzierung. Bamberg: Mediengruppe Oberfranken.

Langenbeck, J., Burgfeld-Schächer, B. (2017): Übungen zur Kosten- und Leistungsrechnung. Herne: NWB Verlag.

Maier, B. (Hrsg.) (2014): Controlling in der Gesundheitswirtschaft. Stuttgart: Kohlhammer.

Michel, R., Torspecken, H.-D., Großmann, U. (1992): Grundlagen der Kostenrechnung. Kostenrechnung 1. München: Hanser.

Michel, R., Torspecken, H.-D., Jandt, J. (2004): Neuere Formen der Kostenrechnung mit Prozesskostenrechnung. Kostenrechnung 2. München: Hanser.

Olfert, K. (2011): Kostenrechnung. Herne: Kiehl/NWB Verlag.

Peemöller, V. H. (2005): Controlling. Grundlagen und Einsatzgebiete. Herne: NWB Verlag.

Preißler, P. R. (2013): Controlling. Berlin: De Gruyter Oldenbourg.

Reim, J. (2019): Kosten- und Leistungsrechnung: Instrumente, Anwendung, Auswertung. Wiesbaden: Springer Gabler.

Schlüchtermann, J. (2013): Betriebswirtschaft und Management im Krankenhaus. Berlin: MWV Medizinisch Wissenschaftliche Verlagsgesellschaft.

Schwarzmaier, U., Mayr, C. (2018): Übungsbuch Controlling. Herne: Kiehl/NWB Verlag.

Schwien, B., Hoffmeister, D. (2018): Kosten- und Leistungsrechnung in der Sozialwirtschaft. Rechnungswesen sozial gedacht. Stuttgart: Schäffer-Poeschel.

Steger, J. (2017): Kennzahlen und Kennzahlensysteme. Mit einem durchgängigen Fallbeispiel und Lösungen. Herne: NWB Verlag.

Straub, S., Sperling, M. (2016): Controlling und Businessplan. Berlin: MWV Medizinisch Wissenschaftliche Verlagsgesellschaft.

Tiebel, C. (1998): Strategisches Controlling in Non Profit Organisationen. München: Verlag Franz Vahlen.

Vollmuth, H. J. (2006): Kennzahlen. Freiburg i. B.: Haufe Verlag.

Vollmuth, H. J. (2003): Controlling-Instrumente von A–Z. Freiburg i. B.: Haufe Verlag.

Zapp, W., Oswald, J., Neumann, S., Wacker, F. (2015): Controlling und Reporting im Krankenhaus. Stuttgart: Kohlhammer.

Zapp, W., Walch, H., Aigmüller, M., Prügger, A. (2017): Kosten-, Leistungs-, Erlös- und Ergebnisrechnung im Krankenhaus. Bamberg: Mediengruppe Oberfranken.

Ziegenbein, K. (2012): Controlling. Herne: Kiehl/NWB Verlag.

Ziegenbein, K. (2006): Kompakt-Training Controlling. Herne: Kiehl/NWB Verlag.

Übungsteil

Übungsaufgabe 1

Gegeben ist die nachfolgende Tabelle, aus der jeweils arztbezogen die Anzahl der von diesen Ärzten eingewiesenen Patienten sowie der durchschnittliche Erlös je Patient hervorgeht.
Da man sich nicht gleichzeitig um alle Ärzte kümmern kann, sollen diese mit Hilfe der ABC-Analyse priorisiert werden.

Arzt	Anzahl Patienten	Durchschnittlicher Erlös in €
A	10	5.000.-
B	40	7.000.-
C	150	640.-
D	300	100.-
E	100	1.000.-
F	800	25.-

Übungsaufgabe 2

Sie sind Mitarbeiter in der Materialwirtschaft eines ambulanten OP-Zentrums und werden um Auskunft zur Vorhersage der nachfolgend aufgeführten Artikel und deren Mengen befragt.
Führen Sie (je Artikel) eine XYZ-Analyse durch und nehmen Sie Stellung zu der Frage, welche Artikel eine hohe Vorhersagegenauigkeit haben.

Artikel	OP-Mäntel	Nahtanker	OP-Abdeckungen	Tamponaden
01	500	1.000	2.300	4.140
02	580	0	2.000	4.000
03	1.160	200	2.200	6.000
04	1.145	0	2.500	5.500

Artikel	OP-Mäntel	Nahtanker	OP-Abdeckungen	Tamponaden
05	1.600	4.500	2.700	4.500
06	2.500	4.000	2.200	5.000
07	3.500	50	2.200	4.300
08	4.530	100	2.100	3.800
09	3.500	2.000	2.300	4.000
10	700	4.000	2.200	3.900
11	500	0	2.000	6.000
12	900	300	2.500	4.600

Übungsaufgabe 3

Ermitteln Sie die optimale Losgröße für folgende Konstellationen:

1. Sachverhalt wie gegeben.
2. Sachverhalt aus 1., aber Halbierung der losfixen Kosten
3. Sachverhalt aus 1., aber Halbierung der proportionalen Kosten.
4. Sachverhalt aus 1., aber Halbierung der losfixen Kosten und der proportionalen Kosten sowie Verdopplung der Zinssätze.

	1.	2.	3.	4.
M	200.000			
K_{los}	2.000.-			
k	50.-			
I	10 %			
L	10 %			
optimale Losgröße				

Übungsaufgabe 4

Ermitteln Sie auf Basis der folgenden Informationen das Deckungsbeitragstableau, indem Sie untenstehende Tabelle weiterentwickeln.

- Ein Medizinproduktehersteller produziert als Produkt acht medizinische Geräte, die sich zu gleichen Anteilen auf vier Produktgruppen (Krankenhaus/Medizinisches Versorgungszentrum (MVZ)) und auf zwei Produktbereiche (Europa/Amerika) aufteilen.

- Der Umsatz hierfür beläuft sich auf: 500.000 €, 700.000 €, 400.000 €, 300.000 €, 900.000 €, 200.000 €, 400.000 €, 600.000 €.
- Die variablen Kosten betragen jeweils 50 % vom Umsatz.
- Die Summe der Fixkosten je Produkt beträgt 1.200.000 € und verteilt sich im Verhältnis 2 : 2 : 1 : 1 : 1 : 2 : 1 : 2.
- Die Summe der Fixkosten je Produktgruppe beträgt 200.000 € und verteilt sich zu je 25 %.
- Die Summe der Fixkosten je Produktbereich beträgt 150.000 € und verteilt sich im Verhältnis 60 % : 40 %.
- Die Fixkosten des Unternehmens belaufen sich auf 250.000 €.

Produktbereich	**Europa**				**Amerika**			
Produktgruppe	Krankenhaus		MVZ		Krankenhaus		MVZ	
Produkt	1	2	3	4	5	6	7	8

Übungsaufgabe 5

Gegeben ist die Kostenfunktion $K(x) = x^3 - 6x^2 + 9x$ und die Erlösfunktion $E(x) = x^2$.

a) Ermitteln Sie die Schnittpunkte der Kostenfunktion mit den Koordinatenachsen.
b) Bestimmen Sie mögliche Extremwerte der Kostenfunktion.
c) Ermitteln Sie die Gewinnschwelle(n) und die Gewinngrenze(n).

Übungsaufgabe 6

Gegeben sind die Kostenfunktion $K(x) = 0{,}0004x^2 + 200$ und die Erlösfunktion $E(x) = 0{,}6x$.

a) Ermitteln Sie den bzw. die Schnittpunkt(e) der Funktionen.
b) Stellen Sie die Gewinnfunktion G(x) auf.
c) Ermitteln Sie das Gewinnmaximum und die Beschäftigung im Gewinnmaximum.

Übungsaufgabe 7

Gegeben sind die Gewinnfunktion $G(x) = -0{,}1x^3 + 21x^2 - 82{,}8x$.
Ermitteln Sie das Gewinnmaximum und die Beschäftigung im Gewinnmaximum.

Übungsaufgabe 8

Die Kostenfunktion eines Krankenhauses lautet $K(x) = x^3 - 6x^2 + 15x$.

a) Ermitteln Sie die Grenzkostenfunktion.
b) Ermitteln Sie das Minimum der variablen Stückkosten.
c) Ermitteln Sie das Minimum der Grenzkosten.
d) Bei welcher Produktionsmenge schneidet die Grenzkostenfunktion die Funktion der Stückkosten? Wie nennt man diesen Punkt?

Übungsaufgabe 9

Gegeben sind die nachfolgenden Tabellen eines Krankenhauses, das Optimierungspotenziale ermitteln möchte. Hierzu hat

- das Controlling die Kostenanteile der Teilprozesse errechnet (▸ Tab. 1),
- das Marketing eine Umfrage unter den Patienten durchgeführt (▸ Tab. 2) und
- die Geschäftsführung den jeweiligen Beitrag der Teilprozesse zu den Behandlungsfunktionen festgelegt (▸ Tab. 3).

Untersuchen Sie diese Konstellation mit Hilfe der Zielkostenrechnung und treffen Sie Entscheidungen.

Tab. 1 Teilprozesse und Kostenanteile (durch Prozessanalyse)

Voruntersuchung	5 %
Operation	35 %
Pflege	15 %
Ärztlicher Dienst	25 %
Unterkunft	15 %
Nachsorge	5 %
Summe	100 %

Tab. 2 Anteil aus Patientensicht (mittels Befragung)

Professionalität und Güte	45 %
Dauer	30 %
Angenehmer Aufenthalt	25 %
Summe	100 %

Tab. 3 Beitrag der Teilprozesse an der Behandlungsfunktion (Festlegung durch die Geschäftsführung)

	Professionalität und Güte	Dauer	Angenehmer Aufenthalt
	45 %	30 %	25 %
Voruntersuchung	25 %	25 %	20 %
Operation	30 %	25 %	20 %
Pflege	10 %	15 %	20 %
Ärztlicher Dienst	25 %	5 %	25 %
Unterkunft	5 %	25 %	10 %
Nachsorge	5 %	5 %	5 %
Summe	100 %	100 %	100 %

Übungsaufgabe 10

Für einen Pharmahersteller liegen folgende Werte vor:
Die variablen Kosten belaufen sich auf 2 €, die Fixkosten liegen bei 1.600 €. Die Preisabsatzfunktion lautet $p(x) = -x + 200$.

a) Ermitteln Sie die Kostenfunktion $K(x)$ und die Erlösfunktion $E(x)$.
b) Ermitteln Sie die Produktionsmenge, für die der Erlös maximal wird, und den maximalen Erlös.

Übungsaufgabe 11

Gegeben sind die Preisabsatzfunktion $p(x) = -3x + 150$ und die Kostenfunktion $K(x) = 30x + 900$.

a) Ermitteln Sie die Erlösfunktion $E(x)$.
b) Ermitteln Sie das Maximum der Erlösfunktion.
c) Bestimmen Sie die Gewinnschwelle und die Gewinngrenze.

Übungsaufgabe 12

Gegeben ist die Kostenfunktion $K(x) = x^3 - 40x^2 + 482{,}8x$.
Ermitteln Sie das Betriebsoptimum auf zwei verschiedenen Wegen.

Übungsaufgabe 13

Gegeben sind die Kostenfunktion $K(x) = -x^3 + 21x^2 - 82{,}8x$ und die Erlösfunktion $E(x) = 5x$.

Bestimmen Sie eventuelle Gewinnschwellen und Gewinngrenzen und stellen Sie die Lösung zeichnerisch dar.

Übungsaufgabe 14

Sie haben sich als Absolvent der Gesundheitsökonomie als Controller in einem Krankenhaus der Grundversorgung beworben. Hier haben Sie die Wahl zwischen zwei Krankenhausträgern, von denen Ihnen nur die in der folgenden Tabelle dargestellten Leistungsdaten bekannt sind.
Für welches Krankenhaus entscheiden Sie sich? Begründen Sie Ihre Antwort anhand einer Berechnung.

Krankenhausträger/ Leistungsdaten	A	B
Fallzahl	50.000	30.000
Case-Mix	25.000	18.000
Durchschnittliche Verweildauer in Tagen	2,0	3,0

Übungsaufgabe 15

Ermitteln Sie die Days of Working Capital auf Basis folgender Angaben:

- Umsatz 5.000.000 €
- Forderungen 500.000 €
- Vorräte 75.000 €
- Verbindlichkeiten 50.000 €

Übungsaufgabe 16

Gegeben sind die Preisabsatzfunktion $p(x) = 5.000 - 10x$ und die Kostenfunktion $K(x) = 30.000 + 1.000x$ eines Gesundheitsbetriebs.

a) Ermitteln Sie den Cournot'schen Punkt.
b) Wie hoch ist der Preis im Cournot'schen Punkt?
c) Was gilt für den Cournot'schen Punkt und wie hoch ist der (hierdurch) gesuchte Wert?

Übungsaufgabe 17

Ein Pharmaunternehmen plant die Herstellung eines speziellen Arzneimittels zum Preis von 5 € je Einheit und geht hierbei von einer Planmenge in Höhe von 10.000 Einheiten aus. Die Kostenfunktion des Unternehmens lautet $K(x) = 4x + 5.000$

a) Ermitteln Sie den Break-Even-Umsatz.
b) Ermitteln Sie die Break-Even-Menge.

Übungsaufgabe 18

Gegeben ist die nachfolgende Tabelle der Personalkosten in einem Krankenhaus. Analysieren Sie die Struktur mit Hilfe eines Soll-Ist-Vergleichs und stellen Sie die Ergebnisse in Zahlen (in der Tabelle Spalte Abweichung) und anhand einer Grafik dar.

Dienstart	**Kosten 2019 in €**		
	Plan	**Ist**	**Abweichung**
Ärztlicher Dienst	10.000.000.-	9.000.000.-	
Pflegedienst	11.000.000.-	12.000.000.-	
Medizinisch-technischer Dienst	5.000.000.-	4.000.000.-	
Funktionsdienst	4.000.000.-	4.000.000.-	
Klinisches Hauspersonal	3.000.000.-	3.000.000.-	
Wirtschafts- u. Versorgungsdienst	2.000.000.-	2.500.000.-	
Technischer Dienst	1.000.000.-	1.200.000.-	
Verwaltungsdienst	3.000.000.-	2.500.000.-	
Sonderdienste	500.000.-	700.000.-	
Sonstiges Personal	400.000.-	400.000.-	
Nicht zurechenbare Personalkosten	100.000.-	50.000.-	

Übungsaufgabe 19

Erstellen Sie ein Produkt-Portfolio für das Jahr 2020 anhand der nachfolgenden Daten. Vervollständigen Sie hierfür auch die gegebenen Tabellen.

Abteilung	Prognose der Marktanteile 2020			
	MEINE KLINIK	NACHBARKLINIK	KLINIK AM RAND	Summe
Chirurgie		30 %	50 %	
Gynäkologie		10 %	50 %	
Innere Medizin		20 %	30 %	
Geriatrie		5 %	40 %	

Abteilung	Prognose der Erlöse in €		
	WIESBADEN GESAMT		MEINE KLINIK
	2019	2020	2020
Chirurgie	60.000.000.-	71.250.000.-	20.000.000.-
Gynäkologie	56.000.000.-	53.000.000.-	15.000.000.-
Innere Medizin	37.500.000.-	35.000.000.-	10.000.000.-
Geriatrie	35.000.000.-	42.000.000.-	25.000.000.-

Single-Choice-Fragen

1. Was bedeutet der Begriff Controlling?
   - ☐ Das ist eine Übersetzung des deutschen Begriffs »Kontrolle«.
   - ☐ Der Begriff drückt einen Steuerungs- und Regelungsvorgang im Unternehmen aus.
   - ☐ Er stellt eine vergangenheitsorientierte Variante der Kostenrechnung dar.
   - ☐ Das ist ein anderer Begriff für zukunftsorientierte Bilanzanalyse.

2. Das Controlling im Gesundheitswesen …
   - ☐ befasst sich mit den gleichen Inhalten wie in jedem anderen Unternehmen.
   - ☐ gibt es nur für stationäre Leistungen.
   - ☐ widmet sich allein der Kostenperspektive.
   - ☐ ist stark orientiert an den Dienstleistungen für Patienten.

3. Worin besteht die Hauptaufgabe der ABC-Analyse?
   - ☐ Zukunftsorientierte Analyse der Verbräuche
   - ☐ Entlastung der Materialwirtschaft durch Ermittlung der wertmäßigen Anteile am Gesamtbedarf
   - ☐ Differenzierung der Vorhersagegenauigkeit bei Materialverbräuchen
   - ☐ Anpassung der Bestellstrategie an die Bedarfsprognose

4. Worin besteht die Hauptaufgabe der XYZ-Analyse?
   - ☐ Vergangenheitsorientierte Analyse der Verbräuche
   - ☐ Ermittlung des Wertanteils am Gesamtvolumen der Materialwirtschaft
   - ☐ Vereinheitlichung der Vorhersagegenauigkeit bei Materialverbräuchen
   - ☐ Anpassung der Bestellstrategie an die Bedarfsprognose

5. Welche Maßnahmen gehören zum strategischen Controlling?
   - ☐ Break-Even-Analyse
   - ☐ Deckungsbeitragsrechnung
   - ☐ Zielkostenmanagement
   - ☐ ABC-Analyse

6. Z-Artikel sollten …
   - ☐ im Bedarfsfall beschafft werden.
   - ☐ produktionssynchron beschafft werden.
   - ☐ je nach Branche produktionssynchron beschafft oder bevorratet werden.
   - ☐ besitzen eine langfristige Planbarkeit.

7. Was ist die Portfolio-Analyse?
   - ☐ Ein Werkzeug des operativen Controllings
   - ☐ Eine Darstellung des absoluten Marktanteils und des Marktwachstums
   - ☐ Eine Darstellung des Preises und der Menge
   - ☐ Eine Darstellung der möglichen Entwicklung der Produkte eines Unternehmens

8. Was kennzeichnet einen »Dog«?
   - ☐ Er liefert Finanzüberschüsse für Nachwuchsprodukte.
   - ☐ Er besitzt einen geringen relativen Marktanteil und ein hohes Wachstum.
   - ☐ Er besitzt ein niedriges Marktwachstum und einen niedrigen Marktanteil.
   - ☐ Er besitzt ein überdurchschnittliches Marktwachstum.

9. Was kennzeichnet einen »Star«?
   - ☐ Er liefert Finanzüberschüsse für Nachwuchsprodukte.
   - ☐ Er besitzt einen geringen relativen Marktanteil und ein hohes Wachstum.
   - ☐ Er besitzt ein niedriges Marktwachstum und einen niedrigen Marktanteil.
   - ☐ Er besitzt ein überdurchschnittliches Marktwachstum.

10. Auf welcher Annahme basiert die Erfahrungskurve?
    - ☐ Bei steigender Erfahrung sinken die Stückkosten.
    - ☐ Bei steigender Erfahrung steigen die Stückkosten.
    - ☐ Bei steigender Erfahrung sinken die Stückkosten und die gesamten Fixkosten.
    - ☐ Bei steigender Erfahrung sinken die Grenzerlöse.

11. Bei Anhebung der Verkaufspreise …
    - ☐ bleibt der Break-Even-Beschäftigungsgrad konstant.
    - ☐ sinkt der Break-Even-Beschäftigungsgrad.
    - ☐ steigt der Break-Even-Beschäftigungsgrad.
    - ☐ steigt der Break-Even-Umsatz.

12. Was ist ein Beispiel für losfixe Kosten?
    - ☐ Miete des Lagers
    - ☐ Wagniskosten
    - ☐ Versicherungskosten der Lagerung
    - ☐ Rüstkosten

13. Zero Base Budgeting …
    - ☐ orientiert sich primär an der Entwicklung der Gemeinkosten.
    - ☐ basiert auf der Basis (= Base) des Vorjahrs.
    - ☐ betrifft nur das Management.
    - ☐ ist primär geeignet für Produktionsbereiche (z. B. OP im Krankenhaus).

14. Welche Aussage ist korrekt für das Du-Pont-Kennzahlen-System?
    - ☐ Oberste Kennzahl ist der Gewinn.
    - ☐ Oberstes Ziel ist die Gewinnmaximierung.
    - ☐ Es setzt sich aus monetären Größen zusammen.
    - ☐ Es ist zukunftsorientiert und hierarchisch aufgebaut.

15. Welche Aussage stimmt bei der Balanced Scorecard?
    - ☐ Sie setzt sich aus den Perspektiven Finanzen, Kunden, interne Prozesse, Märkte und Innovationen zusammen.
    - ☐ Das Umsatzwachstum gehört als Kennzahl in den Bereich Kundenperspektive.
    - ☐ Es wurde bereits Ende des 19. Jahrhunderts entwickelt und basiert auf der Betrachtung des Deckungsbeitrags.
    - ☐ In der Grundannahme geht man davon aus, dass ein Unternehmen nicht allein durch monetäre Kennzahlen gesteuert werden kann.

16. Wann wird eine Forderung grundsätzlich fällig?
    - ☐ Mit Rechnungsstellung
    - ☐ Mit Ablauf der Zahlungsfrist
    - ☐ Bei Übergabe der Ware bzw. Erstellung der Dienstleistung
    - ☐ Nach 30 Tagen

17. Medizincontrolling …
    - ☐ ist ein anderer Begriff für die Bestellmengenoptimierung der medizinischen Leistungen im OP.
    - ☐ verwendet man als Begriff ausschließlich im stationären Umfeld.
    - ☐ – dazu gehört u. a. die Erstellung einer betriebswirtschaftlichen Auswertung einer Bilanz.
    - ☐ ist die Steuerung medizinischer Prozesse mit Instrumenten der Betriebswirtschaft.

18. Ein Projekt …
    - ☐ dient der wiederkehrenden Dokumentation von Prozessen.
    - ☐ ist durch die Einmaligkeit der Bedingungen gekennzeichnet.
    - ☐ gliedert die Teambildung nach Tuckmann in fünf Phasen.
    - ☐ – so nennt man IT-Vorhaben in öffentlichen Einrichtungen.

19. Im Nenner der Formel zur Ermittlung des Break-Even-Umsatzes steht der …
    - ☐ absolute Deckungsbeitrag.
    - ☐ der Quotient aus Erlösen und Fixkosten.
    - ☐ der relative Deckungsbeitrag.
    - ☐ der Kehrwert aus den fixen Kosten.

20. Wie ermittelt man das Betriebsminimum?
    - ☐ Als Schnittpunkt der Grenzkosten und der variablen Stückkosten.
    - ☐ Als Schnittpunkt der Gesamtkosten und der variablen Stückkosten.
    - ☐ Als Schnittpunkt der Grenzkosten und der variablen Stückgrenzkosten.
    - ☐ Als Schnittpunkt der Gesamtkosten und der variablen Stückgrenzkosten.

21. Worin besteht die Aufgabe des betriebswirtschaftlichen Controllings?
    - ☐ Beobachtung und Analyse der stationären Leistungsprozesse
    - ☐ Entwicklung eines geeigneten Planungs-, Kontroll- und Informationssystems
    - ☐ Erstellung und Überprüfung der medizinischen Dokumentation
    - ☐ Durchführung von Kodier- und Abrechnungsschulungen

22. Was ist der Produktlebenszyklus?
    - ☐ Die Darstellung eines idealtypischen Verlaufs für ein Produkt
    - ☐ Die Darstellung der Erfahrungskurve
    - ☐ Die Darstellung eines individuellen Verlaufs für ein ganz bestimmtes Produkt
    - ☐ Die Darstellung klar abgrenzbarer Phasen für die Entwicklung eines Produkts

23. Welche Maßnahmen gehören zum operativen Controlling?
    - ☐ Break-Even-Analyse
    - ☐ Balanced Scorecard
    - ☐ Portfolio-Analyse
    - ☐ Zielkostenmanagement

24. X-Artikel …
    - ☐ sollten im Bedarfsfall beschafft werden.
    - ☐ sollten produktionssynchron beschafft werden.
    - ☐ sollten je nach Branche bevorratet werden.
    - ☐ besitzen keine Planbarkeit.

25. Was kennzeichnet eine »Cash Cow«?
    - ☐ Sie liefert Finanzüberschüsse für Nachwuchsprodukte.
    - ☐ Sie besitzt einen geringen relativen Marktanteil und ein hohes Wachstum.
    - ☐ Sie besitzt ein niedriges Marktwachstum und einen niedrigen Marktanteil.
    - ☐ Sie besitzt ein überdurchschnittliches Marktwachstum.

26. Bei Senkung der Verkaufspreise …
    - ☐ bleibt der Break-Even-Beschäftigungsgrad konstant.
    - ☐ steigt der Break-Even-Beschäftigungsgrad.
    - ☐ fällt der Break-Even-Beschäftigungsgrad.
    - ☐ steigt der Break-Even-Umsatz.

27. Was ist ein Beispiel für auflagenproportionale Kosten?
   - ☐ Miete des Lagers
   - ☐ Anlaufkosten
   - ☐ Rüstkosten
   - ☐ Personalkosten in der Rüstphase

28. Welche Voraussetzungen werden an die Anwendung der Andler'schen Formel geknüpft?
   - ☐ Lagerkosten steigen permanent.
   - ☐ Lagerkapazitäten streben gegen ein Minimum.
   - ☐ Finanzielle Mittel werden als konstant unterstellt.
   - ☐ Fertigungskapazitäten sind nicht begrenzt.

29. Welche Aussage gilt für das ZVEI-Kennzahlen-System?
   - ☐ Oberste Kennzahl ist die Umsatzrentabilität.
   - ☐ Oberstes Ziel ist die Steigerung der Beschäftigung.
   - ☐ Setzt sich aus monetären Größen zusammen.
   - ☐ Ist zukunftsorientiert und hierarchisch aufgebaut.

30. Welche Kennzahl ist keine Kennzahl für die Darstellung der Kundenperspektive in der Balanced Scorecard?
   - ☐ Marktanteil
   - ☐ Kundenbindung
   - ☐ Beschwerdehäufigkeit
   - ☐ Umsatzwachstum

31. Welche Maßnahme dient dem Einweiser-Management?
   - ☐ Senkung der Fixkosten
   - ☐ Einrichtung einer gemeinsamen Institution (z. B. Netz-Verein)
   - ☐ Zahlung einer monetären Vergütung an den Einweiser
   - ☐ Analyse der Umsatzrentabilität der stationären Fälle

32. Was versteht man unter primärer Fehlbelegung?
   - ☐ Die vollstationäre Aufnahme ist grundsätzlich nicht notwendig, weil das Behandlungsziel auch durch andere Maßnahmen erreicht werden kann.
   - ☐ Die vollstationäre Aufnahme ist nicht mehr notwendig, weil das Behandlungsziel durch andere Maßnahmen erreicht werden kann.
   - ☐ Ein stationär zu versorgender Patient bleibt weiter in Behandlung.
   - ☐ Ein nicht mehr behandlungsbedürftiger Patient bleibt im Krankenhaus, weil sein Ehepartner keinen Urlaub bekommt.

33. Was versteht man unter sekundärer Fehlbelegung?
    - ☐ Die vollstationäre Aufnahme ist grundsätzlich nicht notwendig, weil das Behandlungsziel auch durch andere Maßnahmen erreicht werden kann.
    - ☐ Die vollstationäre Aufnahme ist nicht mehr notwendig, weil das Behandlungsziel durch andere Maßnahmen erreicht werden kann.
    - ☐ Der Patient eines ambulanten Pflegedienstes wird in der Urlaubszeit stationär aufgenommen.
    - ☐ Ein nicht behandlungsbedürftiger Patient kommt in das Krankenhaus, weil sein Ehepartner keinen Urlaub bekommt.

34. Ein typisches Instrument des operativen Medizincontrollings ist die …
    - ☐ Durchführung der Budgetverhandlungen.
    - ☐ Portfolioanalyse der Gemeinschaftspraxis.
    - ☐ Kombinations- und Substitutionsanalyse ambulanter und stationärer Leistungen.
    - ☐ Durchführung einer Marktanalyse.

35. Welche Funktion haben die Deutschen Kodierrichtlinien?
    - ☐ Ermittlung der Deckungsbeiträge bei DRGs und PEPPs
    - ☐ Sachgerechte Verschlüsselung der ambulanten Leistungen im Vertragsarztbereich
    - ☐ Optimierung der Abrechnung für möglichst hohe Erlöse im stationären Bereich
    - ☐ Sachgerechte und einheitliche Verschlüsselung von Leistungen im stationären Bereich

36. Welche Maßnahme ist dem Case Management zuzuordnen?
    - ☐ Transitivitätsanalyse unter den Beteiligten Mitarbeitern
    - ☐ Deckungsbeitragsanalyse der erzielbaren Erlöse
    - ☐ Schnittstellenanalyse im Versorgungsprozess
    - ☐ Datenübermittlung nach § 301 SGB V an die Sozialleistungsträger

37. Welche Aussage stimmt für die Grenzplankostenrechnung?
    - ☐ Die fixen Kosten werden nicht pro Kostenträger, sondern in einer Summe berücksichtigt.
    - ☐ Erst ab einer Beschäftigungsabweichung von 10 % (= Grenze) wird diese berücksichtigt.
    - ☐ Im Unterschied zur flexiblen Plankostenrechnung werden nur die variablen Kosten betrachtet.
    - ☐ Es wird nur die erste Ableitung der Grenzkosten verrechnet.

38. Durcheinander bei den Verfahren zur Zielkostenfestlegung! Welche Aussage ist richtig?
    - ☐ Beim Verfahren Market-into-Company ermittelt das Marketing einen Target-Price.
    - ☐ Beim Verfahren Out-of-Company erfolgt eine Rückkopplung in den Markt.
    - ☐ Beim Verfahren Out-of-Competitor wird die Zukunft betrachtet.
    - ☐ Beim Verfahren Out-of-Standard-Costs erfolgt der Vergleich der Allowable Costs mit den Optimal Costs (Plankosten).

39. Gegeben ist $K_f = 10.000$ €; $k_v = 0{,}50$ €; $e = 1{,}00$ €. Ermitteln Sie bitte die richtige Beschäftigung in der Gewinnschwelle.
    - ☐ $x = 20.000$
    - ☐ $x = 2.000$
    - ☐ $x = 50.000$
    - ☐ $x = 75.000$

40. Worin unterscheidet sich die einstufige von der mehrstufigen Deckungsbeitragsrechnung (DBR)?
    - ☐ Bei der einstufigen DBR ist der Deckungsbeitrag = Erlöse – variable Kosten definiert.
    - ☐ Bei der einstufigen DBR werden die gesamten Fixkosten vom Gesamtdeckungsbeitrag abgezogen.
    - ☐ Bei der einstufigen DBR werden die Fixkosten stufenweise abgezogen.
    - ☐ Die einstufige DBR kann nur angewendet werden, wenn $DB > K_f$ gilt.

41. Wiele stellen auch im Controlling einen wesentlichen Aspekt dar. Was gilt für zwei mögliche Ziele A und B?
    - ☐ Komplementäre Ziele werden auch als enharmonische Ziele bezeichnet.
    - ☐ Bei konkurrierenden Zielen gilt: Nimmt der Zielerreichungsgrad von Ziel A zu, nimmt auch der Zielerreichungsgrad von Ziel B zu.
    - ☐ Bei konkurrierenden Zielen gilt: Nimmt der Zielerreichungsgrad von Ziel A zu, nimmt der Zielerreichungsgrad von Ziel B ab.
    - ☐ Bei indifferenten Zielen gilt: Nimmt der Zielerreichungsgrad von Ziel A zu, nimmt auch der Zielerreichungsgrad von Ziel B zu.

42. Vier Studierende unterhalten sich in der Pause über das Thema Controlling. Welche Aussage stimmt?
    - ☐ Student 1: »Controlling bedeutet Kontrolle.«
    - ☐ Student 2: »Controlling beschränkt sich auf die Analyse der Sachverhalte.«
    - ☐ Student 3: »Controlling wird auch als externe Steuerung bezeichnet.«
    - ☐ Student 4: »Controlling ist eine in der Regel zukunftsorientierte Betrachtung.«

43. Welches Instrument gehört zum strategischen Controlling?
    - ☐ ABC-Analyse
    - ☐ XYZ-Analyse
    - ☐ Wert-Analyse
    - ☐ Portfolio-Analyse

44. Das Controlling kann auch als Stabsabteilung eingerichtet sein. Welche Aussage gilt dann?
    - ☐ Das Controlling darf Durchführungsentscheidungen fällen.
    - ☐ Das Controlling soll den Entscheider in der Linie unterstützen.
    - ☐ Das Controlling ist nur einem ganz bestimmten Bereich in der Linie zugeordnet und übernimmt Funktionen in der Linie.
    - ☐ Das Controlling trägt selbst die Verantwortung für eigene Entscheidungen.

45. Mit welchen Inhalten befasst sich das Controlling, wenn es einen Sachverhalt aus der erlösorientierten Perspektive betrachtet?
    - ☐ Wertigkeit der Leistung
    - ☐ Erstellung der Leistung
    - ☐ Alleinige stationäre Orientierung der Leistung
    - ☐ Vergütung der Leistung

46. Mit welchen Inhalten befasst sich das Controlling, wenn es einen Sachverhalt aus der kostenorientierten Perspektive betrachtet?
    - ☐ Wertigkeit der Leistung
    - ☐ Erstellung der Leistung
    - ☐ Alleinige stationäre Orientierung der Leistung
    - ☐ Vergütung der Leistung

47. Mit welchen Inhalten befasst sich das Controlling, wenn es einen Sachverhalt aus der leistungsorientierten Perspektive betrachtet?
    - ☐ Wertigkeit der Leistung
    - ☐ Erstellung der Leistung
    - ☐ Alleinige stationäre Orientierung der Leistung
    - ☐ Vergütung der Leistung

48. Welche Kennzahl ist nicht geeignet für das prozessbezogene Controlling im OP?
    - ☐ Schnitt-Naht-Zeit
    - ☐ Wechselzeit
    - ☐ Leistungsminuten
    - ☐ Leerlauf-Zeit

49. Welche Kennzahl zählt zu den kostenbezogenen Kennzahlen im OP?
    - ☐ Schnitt-Naht-Zeit
    - ☐ Personalaufwand
    - ☐ Leistungsminuten
    - ☐ Wechselzeiten

50. Worin besteht die Kernfrage der Zielkostenrechnung?
    - ☐ Was wird ein Produkt kosten?
    - ☐ Welche Sachkosten dürfen für das Produkt entstehen?
    - ☐ Was soll das Produkt kosten?
    - ☐ Wie hoch darf der maximale Gewinn für das Produkt sein?

51. Welche Aussage zur Abgrenzung des operativen und des strategischen Controllings stimmt?
    - ☐ Das operative Controlling besitzt eine Zukunftsorientierung, das strategische eine Vergangenheitsorientierung.
    - ☐ Während das strategische Controlling eine interne Perspektive einnimmt, konzentriert sich das operative Controlling auf eine externe Sicht.
    - ☐ Beide Formen des Controllings basieren auf der taktischen Planung des Unternehmens.
    - ☐ Das operative Controlling denkt in Kosten-Nutzen-Relationen, das strategische in Chancen und Risiken.

52. In welchem Verhältnis steht die XYZ-Analyse zur ABC-Analyse?
    - ☐ Die XYZ-Analyse stellt eine Weiterentwicklung der ABC-Analyse dar.
    - ☐ Die XYZ-Analyse ist die Vorstufe der ABC-Analyse.
    - ☐ Die ABC- und XYZ-Analyse sind gleichwertig und liefern das gleiche Ergebnis.
    - ☐ Während die ABC-Analyse von variierenden Vorhersagegenauigkeiten ausgeht, sind diese bei der XYZ-Analyse in jedem Fall immer gleich.

53. Was kann keine Konsequenz der XYZ-Analyse sein?
    - ☐ Produktionssynchrone Beschaffung der Vorräte
    - ☐ Produktionssynchrone Beschaffung
    - ☐ Anlegen von Vorräten
    - ☐ Beschaffung im Bedarfsfall

54. Wie sind Target Costs definiert?
    - ☐ Differenz aus Allowable Costs und Drifting Costs
    - ☐ Differenz aus Drifting Costs und Allowable Costs
    - ☐ Differenz aus Optimal Costs und Allowable Costs
    - ☐ Differenz aus Optimal Costs und Drifting Costs

55. Wie lautet die Formel zur Ermittlung des Working Capitals?
    - ☐ Vorratsreichweite + Forderungslaufzeit + Verbindlichkeitslaufzeit
    - ☐ Vorratsreichweite + Forderungslaufzeit – Verbindlichkeitslaufzeit
    - ☐ Vorratsreichweite – Forderungslaufzeit – Verbindlichkeitslaufzeit
    - ☐ Vorratsreichweite – Forderungslaufzeit + Verbindlichkeitslaufzeit

56. Gegeben ist $K_f = 20.000$ €; $k_v = 0{,}50$ €; $e = 1{,}00$ €. Ermitteln Sie bitte die richtige Beschäftigung in der Gewinnschwelle.
- ☐ x = 40.000
- ☐ x = 2.000
- ☐ x = 50.000
- ☐ x = 75.000

57. Was besagt die Erfahrungskurve?
- ☐ Bei steigender Erfahrung sinken die variablen Kosten.
- ☐ Bei steigender Erfahrung steigen die variablen Kosten.
- ☐ Bei steigender Erfahrung sinken die variablen Kosten und die gesamten Fixkosten.
- ☐ Bei steigender Erfahrung sinken die Grenzerlöse.

58. Worin besteht die Aufgabe der G-AEP-Kriterien?
- ☐ Ermittlung des Erlöses aus den Kostengewichten.
- ☐ Vorgabe einer Checkliste zur Prüfung der Rechtfertigungsgründe bei ambulanter Aufnahme in einer Privatambulanz.
- ☐ Vergabe eines Verfahrens in Deutschland (= Germany) zur Ermittlung von Ambulanz-Erlös-Potenzialen.
- ☐ Vorgabe einer Checkliste zur Rechtfertigung der stationären Aufnahme.

59. Was gehört zum Einweiser-Management?
- ☐ Senkung der Grenzkosten
- ☐ Marketing bei den Einweisern durch rechtzeitige Arztbriefe
- ☐ Zahlung einer monetären Vergütung an den Einweiser
- ☐ Analyse der Umsatzrentabilität der ambulanten Fälle

60. Welche Aussage trifft zur Fixkostendegression zu?
- ☐ Die Funktion schneidet die X-Achse.
- ☐ Die Fixkosten werden bei zunehmender Ausbringungsmenge auf mehr Einheiten verteilt, sodass die Stückkosten abnehmen.
- ☐ Die Fixkosten werden bei zunehmender Ausbringungsmenge auf mehr Einheiten verteilt, so dass die Gesamtkosten abnehmen.
- ☐ Fixkostendegression ist ein altes Wort für Grenzkosten.

61. Welche Aussage stimmt in Bezug auf Kostenverläufe?
- ☐ Proportionale Kosten steigen stärker als die Beschäftigung.
- ☐ Unterproportionale Kosten entwickeln sich entgegen der Beschäftigung.
- ☐ Regressive Kosten steigen stärker als die Beschäftigung.
- ☐ Proportionale Kosten steigen im gleichen Verhältnis wie die Beschäftigung.

62. Kalkulatorische Kosten sind …
    - ☐ Abschreibungen für gekaufte Computer.
    - ☐ unterstellte Mietzahlungen für unentgeltlich zur Verfügung gestellte Räume.
    - ☐ ein Gewinnaufschlag für den Unternehmerlohn.
    - ☐ Zinsen für Fremdkapitel bis 3 %.

63. Unechte Gemeinkosten sind …
    - ☐ Gemeinkosten, die auf externen Rechnungen basieren.
    - ☐ Gemeinkosten, die auf internen Rechnungen basieren.
    - ☐ eigentlich Einzelkosten.
    - ☐ Einzelkosten, die nicht erfasst werden können.

64. Welche Aussage gilt für die kalkulatorischen Kosten?
    - ☐ Kalkulatorische Kosten werden mittels Einzelkosten zugerechnet.
    - ☐ Kalkulatorische Kosten sind z. B. Wagniszuschläge.
    - ☐ Kalkulatorische Kosten sind identisch mit den Werten aus der Bilanz.
    - ☐ Kalkulatorische Kosten besitzen feste Regeln für ihre Ermittlung nach dem Handelsgesetzbuch.

65. Definieren Sie den Begriff Grenzkosten.
    - ☐ Grenzkosten sind die Kosten, die zwischen Einzelkosten und Gemeinkosten liegen.
    - ☐ Grenzkosten sind eigentlich Einzelkosten, deren Ermittlung aber unwirtschaftlich ist.
    - ☐ Grenzkosten bilden die Veränderung der Kosten bei Variation der Leistungsmenge um eine Einheit ab.
    - ☐ Grenzkosten verlaufen asymptotisch zur X-Achse.

66. Beschreiben Sie den Verlauf einer überproportionalen Kostenfunktion.
    - ☐ Die Kosten verlaufen im gleichen Verhältnis wie die Beschäftigung.
    - ☐ Die Kosten steigen stärker als die Beschäftigung.
    - ☐ Die Kosten steigen langsamer als die Beschäftigung.
    - ☐ Die Kosten verlaufen entgegen der Beschäftigung.

67. Die Erlösfunktion eines Betriebs lautet E(x) = x2, die Kostenfunktion lautet K(x) = 10x.
    Bei welcher Menge liegt die Gewinnschwelle?
    - ☐ 0
    - ☐ 10
    - ☐ –10
    - ☐ 1

68. Welches Kostenverrechnungsprinzip ist nicht verursachungsgerecht?
   - ☐ Verursachungsprinzip
   - ☐ Tragfähigkeitsprinzip
   - ☐ Kausalitätsprinzip
   - ☐ Proportionalitätsprinzip

69. Die Grenzkosten einer fixen Gesamtkostenfunktion …
   - ☐ verlaufen progressiv.
   - ☐ verlaufen degressiv.
   - ☐ verlaufen parallel zur Mengenachse.
   - ☐ können nicht dargestellt werden.

70. Die Preis-Absatz-Funktion stellt den Zusammenhang zwischen …
   - ☐ Preis und Umsatz dar.
   - ☐ Preis und Menge dar.
   - ☐ Gewinn und Umsatz dar.
   - ☐ Gewinn und Menge dar.

71. Welche Aussage zur Beschriftung stimmt?

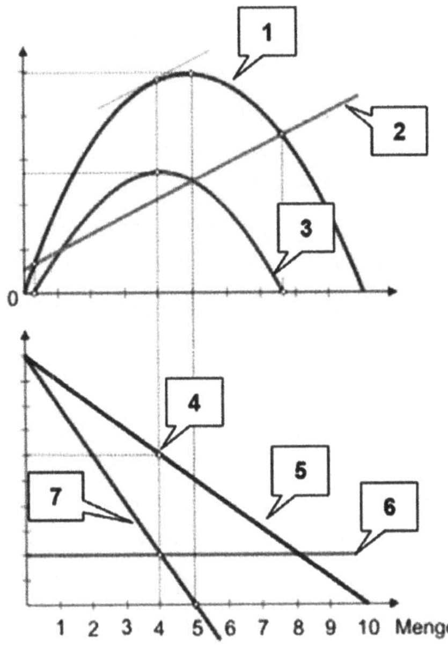

   - ☐ 1: Kosten-Funktion
   - ☐ 2: Preis-Absatz-Funktion
   - ☐ 3: Gewinn-Funktion
   - ☐ 6: Grenzumsatz-Funktion

72. Was stellt der Cournot'sche Punkt dar?
    - ☐ Erlösmaximaler Punkt
    - ☐ Kostenminimaler Punkt
    - ☐ Gewinnmaximaler Punkt
    - ☐ Umsatzmaximaler Punkt

Schlagwortverzeichnis

Englische Begriffe

Abschreibungsquote	depreciation rate
Abweichung	deviation
Abweichungsanalyse	variance analysis
Ambulante Leistung	outpatient service
Arithmetischer Mittelwert	arithmetic mean
Auflagenproportionale Kosten	circulation-proportional costs
Aufspaltung (der Kosten)	cost splitting
Aufwand	expenditure
Beschäftigung	activity
Bestellmengenoptimierung	order quantity optimizing
Betriebsminimum	operating minimum
Betriebsoptimum	operating optimum
Betriebsvergleich	benchmarking
Bewertungsrelation	valuation ratio
Controlling	managerial accounting/cost management
Cournot'scher Punkt	point of Cournot
Deckungsbeitrag	contribution margin
Deckungsbeitragsrechnung	contribution accounting
Diagnoseschlüssel	diagnosis key
Direkte Kosten	direct costs
Entwicklungskosten (Zielkostenrechnung)	drifting costs
Erfahrungskurve	experience curve
Erlaubte Kosten (Zielkostenrechnung)	allowable costs
Erlös	revenue
Finanzierung	financing
Fixe Kosten	fixed costs
Forderungsmanagement	receivables management
Gemeinkosten	overheads/indirect costs
Gesundheitsbetrieb	health care company
Gewinnschwelle	breakeven
Grenzkosten	marginal costs
Indirekte Kosten	indirect costs
Kapazitätsgrad	capacity rate
Kapital	capital
Kennzahl	measure/financial data/financial figure
Kennzahlensystem	performance measurement system

Kosten	costs
Lagerkostensatz	holding costs
Leistung	output
Liquidität	liquidity
Losfixe Kosten	lot-size-independent costs
Losgrößenoptimierung	batch size optimization
Medizincontrolling	medical controlling
Operative Planung	operational planning
Operatives Controlling	operational controlling
Potenzialanalyse	potential assessment
Preis-Absatz-Funktion	price-demand function
Produktivität	productivity
Produkt-Lebens-Zyklus	product life cycle
Profit (Zielkostenrechnung)	target profit
Prozedurenschlüssel	operation and procedure code
Prozesskostenrechnung	process cost calculation
Rentabilität	profitability/financial return
Sicherheitskoeffizient	safety coefficient
Soll-Ist-Vergleich	variance analysis
Standardabweichung	standard deviation
Stärken-Schwächen-Analyse	SWOT-analysis
Stationäre Leistungen	inpatient services
Strategisches Controlling	strategic controlling
Strategische Planung	strategic planning
Umsatz	sales/turnover/revenue
Variable Kosten	variable costs
Varianz	Variance
Variationskoeffizient	coefficient of variation
Verkaufserlös	proceeds on sale
Vermögen	assets
Wertanalyse	value analysis
Zielkosten	target costs
Zielkostenrechnung	target costing
Zinssatz	rate (of interest)